U0478967

世图心理

博客：http://blog.sina.com.cn/bjwpcpsy
微博：http://weibo.com/wpcpsy

神奇的结构 ①

NLP 语言与治疗的艺术

The Structure of Magic

[美] 理查·班德勒
约翰·葛瑞德 著

王建兵 等译

世界图书出版公司
北京·广州·上海·西安

图书在版编目（CIP）数据

神奇的结构1/（美）理查·班德勒，约翰·葛瑞德著；王建兵等译. —北京：世界图书出版公司北京公司，2014.1（2024.12重印）

书名原文：The Structure of Magic I

ISBN 978-7-5100-6011-3

Ⅰ.①神… Ⅱ.①理… ②约… ③王… Ⅲ.①心理咨询 Ⅳ.①R395.6

中国版本图书馆CIP数据核字（2013）第219693号

The Structure of Magic I
Original English language, Science & Behavior Books, Palo Alto CA
Copyright © Science & Behavior Books
CHINESE SIMPLIFIED language edition © BEIJING WORLD PUBLISHING CORPORATION 2014
All rights reserved.

书　　名	神奇的结构1：NLP语言与治疗的艺术 SHENQI DE JIEGOU 1
著　　者	［美］理查·班德勒　　约翰·葛瑞德
译　　者	王建兵　等
责任编辑	李晓庆
出版发行	世界图书出版有限公司北京分公司
地　　址	北京市东城区朝内大街137号
邮　　编	100010
电　　话	010-64038355（发行）　　64033507（总编室）
网　　址	http://www.wpcbj.com.cn
邮　　箱	wpcbjst@vip.163.com
销　　售	新华书店
印　　刷	河北鑫彩博图印刷有限公司
开　　本	787mm×1092mm　1/16
印　　张	15.25
字　　数	229千字
版　　次	2014年1月第1版
印　　次	2024年12月第11次印刷
版权登记	01-2013-2923
国际书号	ISBN 978-7-5100-6011-3
定　　价	49.00元

版权所有　翻印必究
（如发现印装质量问题，请与本公司联系调换）

谨以此书献给

维吉尼亚·萨提亚。

感谢她给予我们她的灵感。

这些灵感就是此书的基础。

谢谢，维吉尼亚！

我们爱你！

感　　谢

　　我们想要感谢那些在完成这本书的过程中给予过帮助的所有人：吉姆·安德森和克里斯托·弗巴克。没有他们，这本书需要花两倍的时间才能完成。还有福爵咖啡的工作人员，没有他们的好产品，我们无法度过这么多漫漫长夜。

中文版推荐序一

《神奇的结构》是研究NLP的一本经典之作。理查·班德勒还是加州大学的一名学生时,想利用暑假找点工作赚钱补贴生活。他接到的工作是把弗里茨·皮尔士(Fritz Pearls,完型疗法的宗师)的工作坊录音写成文字版。在工作过程中,他被这位宗师的治疗能力所震撼。他模仿皮尔士的语言模式,用在朋友身上竟然产生效果。于是,班德勒对心理学着迷了。他找到学校的语言学副教授约翰·葛瑞德共同研究语言文字如何改变一个人,继而研究当一个人说某种话时,他内心是怎样的状态。格雷戈瑞·贝特森(为本书原版作推荐序的那位)是非常有才华的一位学者,当时他是加州大学的一位教授,非常支持他俩的计划,而且把维吉尼亚·萨提亚及以米尔顿·艾瑞克森(催眠大师)介绍给他俩作为研究对象。

这套书就是二人研究维吉尼亚·萨提亚的成果。萨提亚是非常著名的家庭治疗大师。当时,家庭治疗还是一个很新的概念。萨提亚的过人能力是自学自修出来的:极其丰富的临床经验,从经验中总结出很多对当时来说前所未有的手法技巧,加上她非常锐利的观察能力,成为当时最有名气的家庭治疗专家。班德勒及葛瑞德先研究萨提亚的工作坊录像,观察及总结出一套又一套的重复模式,但还是摸不着头绪。

尼安·秦斯基(N. Chomsky)是20世纪的语言学大师。葛瑞德就是他的学生。这次秦斯基的专长发挥作用了。书中的转换生成语法、表层结构以及深层结构等，都是秦斯基的学问。

在NLP课程里，本书的语言结构就是检定语言模式（Meta Modal）。NLP里的内感官（Internal Representation）也是研究萨提亚发展出来的。

NLP的面世，首先要归功于班德勒及葛瑞德。同时，贝特森也是非常关键的人物（理解层次最早就是贝特森提出来的，30年后迪尔士把它发展为今天的样子）。NLP就是研究三位治疗大师：皮尔士、萨提亚和艾瑞克森而发展出来的。所以说，NLP是一门模仿的学问。可惜的是，绝大部分人心中的模仿只是重复别人的外形，而NLP强调模仿的却是这些大师级人物的内涵、深层意义及思维模式。模仿外形毫无意义，模仿内涵却可以有不断的发展。所以，若说NLP的核心意义是灵活，倒不如说是"灵活+不断发展"。

这本书对了解NLP的发展过程，以及学习前人的工作态度和思维模式，有很大的帮助。语言学与心理学结合是一片很有趣的天地，可以发展的空间很大。而且，每个国家的文化对其国人的思想及语言模式有很大的影响。因此，中国社会有独特的研发空间与需求，希望有更多的NLP爱好者负此重任。

李中莹

中文版推荐序二

理查·班德勒和约翰·葛瑞德是身心语法程序学（Neuro-Linguistic-Programing，简称 NLP）的创始人。《神奇的结构》一书是两人早期的著作，同时也是 NLP 书籍中的经典之作，是两人研究心理治疗大师米尔顿·艾瑞克森和维吉尼亚·萨提亚治疗语言模式的研究成果。

人的思维产生情绪，情绪成为行为的动力，怎样的情绪有怎样的行为，是潜意识的"思维"决定，并成为一个人经常重复的行为模式。这也是我们俗称的"性格"。

思维的运作是属于语言文字的。如何运用语言文字将会形成一个人的语言结构，不同的结构产生不同的人生效果（思维结构—情绪—行为—效果）。

婴儿出生的时候没有语言文字的思维。成长过程中，经由感官系统，婴儿开始看到、听到、摸到、尝到、嗅到这个世界（在母胎的时候透过妈妈的经历吸收了某些情绪记忆）。这个过程原来没有语言文字的参与。身边的大人开始引导小孩"聚焦"于某些事物，同时教导小孩各种事物的名称、规则、道理等。所以，从一开始，我们对世界"有语言文字"的认识就是有选择性的，身边大人为我们做了选择：什么重要，什么不重要。这样，我们形成了第一个过滤器——"删减"。以后，我们就会按照成长过程的习惯继续删减。大人认为，事物应该是怎样、不应该是怎样，何为好、坏、美、丑、强、弱……变成了第二个过滤器——"扭曲",身边的大人为了效率和节省时间,也会用大量的"概括性"(第三个过滤器),这就形成了孩子初步的信念价值观。同时,也无意识地沿用了大人的习惯模式,对真实的世界有所过滤,而非客观性的认知。结果,当与另外一个人沟通的时候,往往会意识到两个人之间的世界观、信念价值观是有许多差异的,两个人之间的行为模式是不同的。这就产生了NLP其中一个前提假设:"地图不是疆域"(The map is not the territory),我们的大脑中所认识的世界只是我们过滤后所绘的地图,而不是真正的疆域。每一个人大脑中的地图都不一样。

大脑的语言结构并不是单独存在的,而是与画面、声音、感觉结合。当我说"毛主席",你的大脑就会呈现毛主席的照片。但是,你的照片和另外一个同样听到这句话的人的画面却很可能是不一样的(完全一样的几率很小,小至几乎没有。你看到的可能是天安门上的那张,他看到的可能是更年轻、背景不一样的照片)。每个人都有自己的地图,同时都会认为自己的地图是最真实的。

理查和约翰在研究的过程中同时发现,当事人请治疗师做心理治疗的时候,其困境往往会呈现于其语言模式,心理治疗师引导当事人运用不同的语言文字形容同样的情景,往往会改变当事人对这个情景的信念价值观和情绪。例如:

当事人:"他很不尊重我!"
治疗师:"你的意思是他没有用你要的方式对待你,是吗?他知道你想他如何对待你吗?"

当事人:"我没有办法不这样做!"
治疗师:"你的意思是到目前为止你还没有找到更好的方法?你觉得谁可以做你的顾问?"

当事人:"我真笨!"

治疗师:"没有更快速地达到效果让你感觉不舒服,是吗?哪里可以学到快速的方法?"

两人也发现:情绪改变,当事人的行为模式也会随之改变。心理治疗的目的,原就是行为改变带来不同的人生效果。许多辅导没有达到效果往往是把焦点放在当事人的意识思维上,却忽略了潜意识里的信念价值观。结果当事人"明白"了,却偏偏做不到或不愿意做。当事人的许多语言模式都是无意识的,却深深地影响着当事人的行为以及所带来的人生效果。先建立亲和感,然后用先跟后带、因势利导的方式,引导当事人转化其语言模式,其实就是在潜意识层面做工作的方法之一。

将无意识的语言文字模式提升到自我意识、自我觉察的层面,是许多研究"自我修行"的群体都在研究、都在强调的领域。重要的是,觉察并意识到"问题"所在,又如何转化呢? 转化的方法是什么? 我相信,这正是本书所能带给读者的价值。祝愿读者们可以从阅读本书来打开人生的另外一扇窗,得到生命质量的升华!

戴志强

原版推荐序一

哇！审阅这两个如此有才华的人类研究者的作品，有谁会有意见呢？这本书是这两位风趣、聪明、年轻的先生，努力找寻改变是如何产生的，以及记录这一过程的成果。他们似乎已经想到两人之间使改变产生的可预测因素的描述。明白这些因素是什么，使得有意识地运用它们变得可能，因此，也就产生了引起变化的有效方法。

我经常对人们说，我能够变成一个慢学习者，但是是可教育的。这对作为治疗师的我来说，意味着我只能有一种想法——帮助那些处于伤痛中、求助于我的人们，给他们的生活带来改变。除了语言和我使用语言的方式之外，我使用自己的身体、声音、眼睛、手的方法是我唯一的工具。因为我的目标是尽可能地对每个人进行改变，所以每个人对于我来说都是一个新的挑战。

回顾以前，我发现，尽管我意识到改变正在发生，但我无法明白使改变成为可能的处理过程中的具体原理。多年以来，我一直想知道我的另外一面，为了审视自己的工作，也为了从另外一面审视改变的过程。本书的作者花了好几个小时观看录像带，听取听觉材料，发现了将其记录下来的模式。我去做某事、去感觉它、观察它，对其本能的回应——那就是一种主观经历。当我和其他人一起做的时候，他们用眼睛、耳朵、身体去感受这些事情。理查德·班德勒和约翰·葛瑞德所做的，就是通过一段时间的观察，从中提取出"如何"过程的形式。他们所学的与数学、物理学、神经病学和语言学十分有关联,采用的是一种复杂的方式。

当没有足够的兴奋感、惊奇感和快乐感时,要我写这个序言很困难。我曾经好长一段时间担任家庭治疗医生,也做过临床医生和理论家。也就是说,我在许多家庭中见证过改变的产生,我也曾参与过许多家庭治疗师的培训。关于"如何产生变化",我有一个理论。现在,理查德·班德勒和约翰·葛瑞德让有关过程的知识有了非常大的提高,他们俩能够采用具体化的和对使"如何"变为可能的"什么"成分进行估量的方式来进行交谈。

维吉尼亚·萨提亚

原版推荐序二

为理查·班德勒和约翰·葛瑞德的这本书作序于我来说是一种殊荣,因为他们的研究跟我与同事十五年前所做的研究相似。

这项研究很容易定义:开启恰当(appropriate)描述人类活动的理论基础。

困难就在于"恰当"这个词。实际上,我们所描述的不仅仅包括成功的交流过程的顺序,还有误解以及病态的模式。

行为科学,尤其是精神病学,常常在逃避理论,我们很容易列举出它们逃避理论的方法:历史学家(以及某些人类学家)从我们已知的事情中得到更多的信息而不是概括出理论——这是侦探以及法院所做的工作。社会学家将已知事实中的复杂变化精炼得到有价值的信息,而经济学家相信信息传递过程中的偏好性,心理学家则接受各种各样的内部可解释实体(自尊、焦虑、天性、冲突等),这让我们想起了中世纪的精神病神学。

精神病学家尝试用所有这些方法来对行为进行解释:他们寻找儿童时期的故事来解释当前的行为,也就是从已知中得到新的信息;他们想要创建发病率的统计样本;他们沉溺于内部虚构的实体,遗传物质以及原型。最重要的是,他们将物理学和力学中的概念——能量、张力等借鉴过来以创造一种科学主义。

但是,这些研究的开始有固定的几种方式:罗素和怀特海德的"逻辑类型",纳什的博弈理论,可比形式的概念(生物学家称为"异体同形"),语言学中层次的概念,冯·多拉斯对于精神分裂三段论的分析,遗传学以及相关二进制信息的中断。模式和冗余现在就可以开始被定义了。还有最重要的一点,在控制论中,有平衡以及自我修正的概念。

从这些零散的信息中,就可以得出信息顺序和学习顺序的分类,以及精神分裂理论的开始,以此为基础可以粗略地将人类以及动物编码信息的方式(数字、类比、标志、姿态、口头等)进行分类。

也许,我们做研究时最大的障碍,也是研究者们在尝试理解人类行为的过程中所面临的困难。有的研究者甚至试着在谈话记录中计数"双重约束"的次数。我非常珍视我的文件中一封来自投资机构的信,信上告诉我,我的工作应当更具临床性、更多自己的亲身经历,最重要的是要更加定量。

葛瑞德和班德勒两人面临我们那时所遇到的问题,本书便是所收获的成果。他们拥有我们那时没有的工具,或者说我们不明白怎样使用的工具。他们成功地将语言学变成理论的基础,同时成为治疗的工具。这给了他们对于精神现象的双重控制。他们所做的工作,就我现在来看,是不可或缺的。

我们早已经知道大多数的个体心理前提(premises)都是无用的,并且应当对交流模式进行分类。但是,我从来没想过去探求这些模式对于人际关系的影响。葛瑞德和班德勒成功地将人类怎样逃避变化的句法清楚地阐释出来,从而得出怎样帮助他们改变的方法。本册中,他们集中研究了口头交流。第二册中,他们深入探讨了交流与改变的一般模式,涉及人类用来代表和交流经历的其他交流模式。当以数字模式存在的信息传递给进行类比模式思考的人时,会发生什么情况?或者当视觉表现呈献给一个听觉模式的对象时呢?

我们并没有理解这些编码方式的变化——视觉、听觉等——是如此背离,甚至在神经表现中也是如此不同,一种模式下的内容不可能与另一种模式下的内容有相同的逻辑类型。

如果我们的研究从语言开始,正如本书那样,而不是从文化对比和精神病学入手(我是这样做的),这一发现看起来是很明显的。

实际上,在1955年很困难的事情在1975年会变得简单很多。

希望大家能够理解我的解释。

格雷戈瑞·贝特森(Gregory Bateson)

前　　言

自古以来，有很多歌曲记载和传诵了魔法师的神奇能量。巫师、巫婆们的存在一直都能激起人们的兴趣，并让每个人都心存敬畏。这些富有能量的人，披着神秘的斗篷，展现了很多特立独行又异于常人的处世之道。尽管他们编织的魔法和咒语离信条很远，但魔法师们仍旧不断地寻求可以用魔法帮助他人的机会。无论何时，当这些身具魔力的人公开展示奇迹的时候，不仅仅打碎了当时当地人们对现实的认知，而且还展现了他们有一种与生俱来的超能力。现在这个年代，披着斗篷的女巫形象通常出现在一些精神动力疗法的治疗师中，她们能够跳出技巧的疆域，做出卓越的成绩，能够将我们的强烈怀疑和全然的疑虑都全部打消。既然地球上每个时代的所有巫师的知识都被珍藏并且代代相传，只有细节上的增减但是基本架构保持不变，那么这些巫师们用于治疗的魔法也是有结构可循的。

王子和魔法师

从前有一位年轻的王子，他相信万物的存在，除了三样东西：他不相信世界上有公主存在、有岛屿存在、有上帝存在。他的父亲，一位国王，告诉他这些东西都是不存在的。在父亲的国土上，既没有公主、没有岛屿，也没有上帝的踪迹。这位王子相信父亲所说的。

但有一天，王子逃离了他的宫殿，去了邻国。在那里，让他非常惊讶的是,沿着每条海岸线他都能看见岛屿,在岛上还有奇怪的让人惊异的他不知如何命名的生物。当他正在找船的时候,一个穿着晚礼服的男人沿着海岸走向他。

"那些是真正的岛屿吗?"年轻的王子问。

"当然是真正的岛屿了。"穿晚礼服的男人回答说。

"那些奇怪的、让人惊异的生物呢?"

"它们都是真正的公主。"

王子哭着说:"那么上帝也是存在的!"

"我就是上帝。"穿晚礼服的男人鞠了一躬,如此答道。

年轻的王子用最快的速度跑回了家。

"所以,你回来了。"他的父亲,国王说。

"我看见了岛屿,看见了公主,看见了上帝。"王子责备地说。

国王无动于衷。

"真正的岛屿、真正的公主、真正的上帝都是不存在的。"

"我看见他们了!"

"告诉我,上帝穿着什么?"

"上帝穿着晚礼服。"

"他外套的袖子是卷着的吧?"

王子回忆起了他们曾经待过的地方,国王笑了。

"那是魔法师的制服,你被骗了。"

为此,王子回到邻国又去了海岸,在那里他又突然遇见了那个穿晚礼服的男人。

"我的父亲国王告诉了我你是谁,"王子愤愤不平地说,"你骗了我一次,但别想骗第二次了。现在,我知道那些岛屿和公主不是真实的,因为你是一个魔法师。"

那个人在岸边笑了。

"被欺骗的是你,孩子。在你父亲的王国里,有很多岛屿和公主,但是你被你父亲的咒语控制了,所以你看不到他们。"

王子沉思着回家了。当他看见父亲的时候,他看着父亲的眼睛。

"父亲,你并不是真正的国王,你只是一个魔法师,这是真的吗?"

国王微笑着卷起了他的袖子。

"是的,孩子。我只是一个魔法师。"

"那么在彼岸的男人是上帝。"

"在彼岸的男人是另一个魔法师。"

"我必须知道真相,魔术以外的真相。"

"魔术以外没有真相。"国王说。

王子整个人都很悲伤,说:"我要杀死我自己。"

国王通过魔法让死神现身了。死神站在门口,召唤着王子。王子浑身战栗。他想起了那些美丽却并不真实的岛屿还有公主。

"好了,"他说,"现在我可以承受了。"

"你看,孩子,"国王说,"现在你也开始成为一个魔法师了。"

读者提示

  心理学的核心任务,无论是实验性的还是应用性的,都在于理解极端复杂的人类行为。然而,通常来说人类复杂的行为背后不能否认它具有特定的结构。通常现代心理学尝试通过分拆人类行为的不同层面来理解它,比如感知、学习、语言行为和运动能力。当我们越发明白这些层面,就越清楚地了解到人类行为的规则。

  一般来说,人类的行为有规则,但是也不能简单地概括为条件反射机制。人类语言的内在规律是远不止条件反射机制所能描述的。例如,在研究人类的语言过程中,行为后面的规则比条件反射更重要(Chomsky,1957)。如何分清楚规则下的行为和主观的行为,对于你明白本书的内容相当有用。

  还是举人类语言的例子,任何一种语言(例如英语、西班牙语等)都有无数种造句的可能性。换句话说,描述人的经验可以用无数种说法。但是,表述这些无穷的经验所能用的句式种类却非常有限——因为结构。所以,需要用一套规则描述出来。"This sequence of words is an English sentence."这句话是有结构的,但结构也可因词的顺序而改变:

Sentence English an is words of sequence this.

  同样的,在人类行为中也有无数种行动,但这些行动的结构种类却相当有限,也有特定的规则。但说它有规则并不代表人类的行动是预设好或者完全可以预测的。

最复杂的人类规则性的行为研究，莫过于人类的语言系统。我们所知的一组研究转换语法的语言学家，研究出一系列解释来表现我们叙述自己经验的各种套路。虽然转换语法是一个相当前沿的学科（从 1955 年起），但是它已经给实验心理学特别是现代学习理论带来很大助益，而且将会有益于应用心理学。本书将深入探讨转换语法，以帮助在人类复杂行为方面开展工作的人。

在开始阅读本书之前，请你仔细考虑以下三方面的重要信息：

1. 书中有什么？
2. 如何使用本书？
3. 你期待学到什么？

1. 书中有什么

本书旨在赋予你一系列方法以成为有效的心理治疗师。第一章描述的是我们并不直接改变周围的世界，但是用内心绘制的周围世界的图像来指导行动。并进而提到，成功的心理治疗是改变个案过去的经验造成的模式。

第二章将向你展示人类理解自己经验最常用的方式：人类语言体系。第三章教你如何使用语言这种系统在治疗中改变个案。这些方法与任何我们已知的心理治疗都不矛盾。第四章教你一步步学习这些方法。第五章介绍两个例子，向你展示如何使用这些方法。第六章将这些方法和一些众所周知的非口语技术联合使用。

2. 如何使用本书

本书不是小说，所以我们建议你别当成小说来看。本书是一本提供方法来让心理治疗更有效的手册。正如所有手册一样，最好是读了又读，不要看完就算。

开始阅读时，大致理解一二三章的内容已经足够，不过理解得越清楚，第四章以后的技巧你当然也会用得更纯熟自然。

从第四章开始,就得精读,因为书中讲述的方法和手段都是按部就班的。本书作为本系列书籍的第一册,主要讲解语言上的沟通,多数介绍到的技术都是基于个案沟通问题而研究出来的。本章的每个技巧最好是分开练习,每个练习至少进行一次从头到尾的演练。掌握这些技术的最好方法是,精通练习并去实践。

第五章的例子并非展示"够劲的心理治疗"如何做,只是解说不同的方法如何配合起来使用。读本章的对话时要留意注解,并且留心治疗师选用的方法(包括选词用字)以及医患之间语言上沟通的信息。注解还可以帮助你明白当事人的每一句话,以帮助你发现所有可以用来回应的办法。

第六章必须仔细阅读,它可以帮助你明白第四章中某些适当的非语言技巧。如果本章中有哪些非语言技巧你已经在其他地方学到过,那你就把本章的内容作为参考,将现有的技巧跟其他技巧整合。如果说到的技巧你都不知道,当你在治疗中发觉有可以出招的地方,就得留意你所选用的技巧。这样书中说的技巧和你自己本来的风格就可以很好地整合。

3. 你期待学到什么

按照书中介绍的方法去练习,会让你成为一个优秀的心理治疗师。这基于以下两方面:

(1)学习书中一系列基于对方口语的语言技巧;

(2)学习如何基于口语的线索使用非语言技巧。

总之,本书的一切知识都是为了给你提供清晰明确的治疗策略。

目　　录

第一章　结构的选择

经验与认知是主动的过程 …………………………………… 5
以社会方式穿越黑色的眼镜 …………………………………… 6
以个体方式穿越黑暗的眼镜 …………………………………… 9
模型与心理治疗 ……………………………………………… 10
那又如何？ …………………………………………………… 15

第二章　语言的结构

语言的后设模型 ……………………………………………… 21
人类语言过程的一些共通观念 ……………………………… 22
转换语法的模型 ……………………………………………… 25
什么是转换（transformation） ……………………………… 26
概述 …………………………………………………………… 32
总结 …………………………………………………………… 34

第三章　神奇的结构

后设模型 ·· 37
删减：模型中的删减部分 ·· 37
扭曲：过程→事件 ··· 40
深层结构与超越 ··· 42
挑战深层结构 ··· 44
挑战概括化 ·· 44
浊中出清——名词/自变量 ·· 44
浊中出清——动词/过程词 ·· 46
挑战删减 ·· 47
扭曲 ··· 49
语法规范化 ·· 49
假设 ··· 50
摘要 ··· 51
概述 ··· 52

第四章　成长和潜能的魔法咒语

练习A ·· 54
删减 ··· 56
扭曲——名词化 ··· 71
练习B ·· 76
概括化 ·· 77
假设 ··· 91
语义规范化 ·· 93

治疗中的规范化 …………………………………………… 106

练习 C ……………………………………………………… 106

第五章　陷入漩涡

摘录 1 ……………………………………………………… 111

摘录 2 ……………………………………………………… 128

第六章　如何成为魔法师的学徒

第二个要素：参考结构 …………………………………… 150

重演：经历的即时回放 …………………………………… 156

幻想引导——进入未知事物的旅程 ……………………… 158

治疗中的双重约束 ………………………………………… 161

同一领域的其他地图 ……………………………………… 164

一致性 ……………………………………………………… 165

家庭疗法 …………………………………………………… 167

总结 ………………………………………………………… 168

结　论

书中魔法符咒的结构 ……………………………………… 172

附录 A

转换生成语法的简要概述 ………………………………… 176

语法规范化和断句结构 …………………………………… 177

附录 B

识别英语自然语言假设句法的情境 ………………………………… 206

参考文献 ……………………………………………………………… 211

第一章
结构的选择

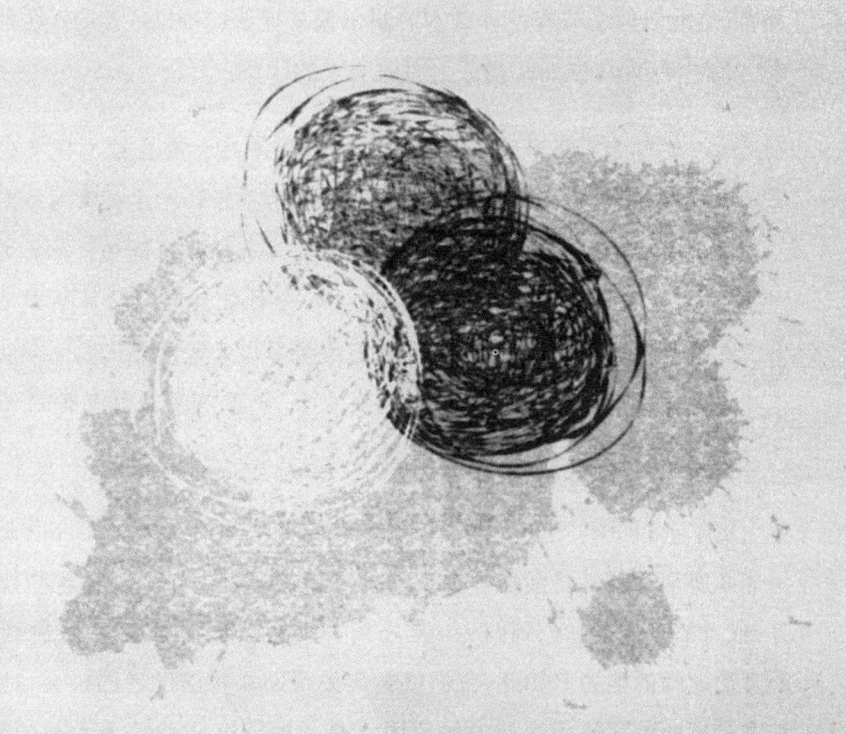

……奇人的行为多少会以荒诞的方式背离常规模式,甚至与常人相反到几乎自相矛盾的地步。在没入门或者水平未到的旁观者看来,这就像是魔术。

　　　　　　　　　　　　　　　——威辛格《模糊哲学》,11 页
　　　　　　　　　　　　（H. Vaihinger, *The philosophy of as if*）

　　现代心理学治疗领域涌现了一些明星级的治疗师,他们看上去轻松地表演着治疗的魔术。他们深入别人痛苦、死气沉沉的内心,将绝望转化为乐观、生命力以及重燃希望。尽管他们完成这工作的方法千差万别、日新月异,不过他们似乎共有一种奇术。谢尔顿·柯普（Sheldon Kopp）在他的一本书《领袖》（*Guru*）中如此描述他对这类人的印象：

　　　　皮尔士有强烈的人格、独立的灵魂,并对于用直觉工作有强烈的冒险精神,对于愿意配合的人他都有精巧的手法让对方被深入地触动。如果看完他引导一个悲伤的人,你都不会再有那样的情绪。他的直觉如此完美,手法如此强大,以至于他只花几分钟就可以触动煎熬中的人。你也许有执著而难以变通的个性,需要帮助但又害怕变化。他会让你坐立不安,然后施展他的魔法。只要你配合,他就有办法拉开你前面的拉链揪出你的痛苦,摔在地上。

　　皮尔士（Perls）当然不是唯一一个有此魔法的治疗师。维吉尼亚·萨提亚和我所认识的某些治疗师都有这种奇妙的技术。如果否定这些技术的存在,或者简单地把它们划归为"天分"、"直觉"、"经验",都会限制我们作为心理治疗师的能力。如此,我们就会失去帮助那些求助者的机会,他们就无法享受生命的完整了。此书的意图不是要探问这些治疗魔术师的潜质,只是想展示他们是如何"做"的——就如同绘画、作曲、登月一样,都是只要有适当的条件就可以学到东西。我们也不是想说读了这本书你就能有什么魔法潜质了。我们尤其不希望说自己发现了"标准答案"式的"最强治疗方法"①。我们就是想把他们一些含蓄的方法教给你,让你入门之后可以不断丰富、扩展自己的心理咨询技巧。

既然这一系列治疗方法并非基于现有的治疗方法和心理学理论,我们就要将自己归纳的人类行为简化地展现出来,我们称它为"模型"(modeling)。我们的方法就是从那里概括出来的。

穿越黑暗的眼镜

逻辑思维的干预会背离客观的现实。在每个步骤没有触及问题之前,我们甚至不能描述出主要步骤的每一步——或者我们可以说它有用?——因素。一旦五感进入心理活动,就立刻会被拖入逻辑过程。在输入输出管道中心理都能进行一致的改变。这里,两点情况要被区别开来:首先,改变发生的实际形式;其次,从过去积累的经验获得变化。

有序的逻辑活动将五感获取的信息都吸纳,并构造出一个内心的世界。内心的世界会跟现实世界逐渐加大差距,不过在某些关键部分还是会跟现实世界有密切联系。通常,我们不会注意到实际上自己在两个场景中生活:一个是内心构建出来的世界(或者我们称它为感知世界),另外一个是完全不同的外部世界。

——威辛格《模糊哲学》,159~160 页

历史上有不少的人都总结出来:客观世界跟我们自身的经验有无法缩小

---

① 因为这种事情是没有标准答案的,不同情况下的不同目的需要用不同的方法来应对。实际上"标准答案"和"最强治疗方法"都不是完整的表述方法,完整的问题应该问:这是什么问题的"答案"?对于谁来说是"标准"?跟什么东西比是"最强"?用来治疗什么的"最强"?——在以后的文段中为了回答这一系列的问题,我们还准备了生词表,一旦有什么不懂的词汇,请翻查生词表。

的差距。人类并不直接操纵外部世界。我们每个人都自己在脑海中创建了一个世界的投影——换句话说,是一个模型或者地图——来帮助我们做出各种行动。我们脑海中的世界模型决定了我们体验世界所得到的经验,我们如何认知世界,以及我们能够看到哪些选择。

  必须时刻牢记头脑对客观世界的投射(地图或者模型,RMB/JTC),并非真实世界的描绘——那是绝对不可能完成的事情——而只不过是一个工具,帮助我们在真实世界中更容易适应生活。
  ——威辛格《模糊哲学》,15 页

世界上没有两个人拥有绝对相同的体验。我们为了指引自己,在脑海中建立起来的模型,它植根于我们既有的体验。既然体验不同,我们每个人都会在脑中创造出不同的世界模型,进而经历不同的现实。

  ……一定要注意地图的重要特性。地图不是它所代表的实景,不过地图和实景有类似的结构,因此它才对实景中的我们有参考价值。
  ——科尔兹布斯基《科学与理智》
  (A. Korzybski, *Science & Sanity*)
  1958 年 4 期,58~60 页

有两点我们希望说明:首先,客观世界和心中模型肯定是不一样的;其次,我们每个人在心中建立的模型彼此都是不同的。有许多方法可以证明这一点。在本书中,我们将造成模型与实体差异的原因分为三个方面[2]:神经限制(neurological constrains)、社会限制(social constrains)和个体限制(individual constrains)。

---

  [2] 这种三分的方法并非绝对的"标准"分类方法,只不过这样分类对于接下来的关于构建模型的讨论有帮助,我们更不建议遇到分界模糊的情况时还要生硬套入这三种情况里。

经验与认知是主动的过程

神经限制

思考一下,人有哪些接受渠道:视(Visual)、听(Auditory)、触(Kinetic)、味、嗅。每种渠道的上限之外,还有我们无法感知的物理现象。比如,频率低于20Hz或者高于20KHz的声音,我们就听不见。但实际本质上这些声音和20Hz~20KHz内我们能听见的声音都是一样的物理震动。人类视觉只能看见380nm到680nm波长的电磁波,我们把它们称为"可见光"。但这个范围外的电磁波人都看不见。所以,我们只能认知真实世界中一部分的现象,这就是造成我们的模型跟实景不同的神经限制。

人的皮肤对于触觉很敏感。敏感的触觉又是一个很好的例子,证明人的神经系统影响着经验。在一个多世纪前的一系列实验中(Boring,1957, pp. 110~111),韦伯(Weber)准确地证明了物体被人类用触觉感知的时候,确实能够带来迥然不同的体验。在他的实验中,即使是受到同样强度的触碰,人身体上两个不同部位所受到的触觉强度也有很大差异。手指上距离最小的两点感受到的触觉差异,是上臂两点触觉差异的30倍。所以,真实世界中完全相同的两个刺激,被人的神经系统感受成了截然不同的两种体验。而且在手指,两个同时的刺激被分别成了两个刺激,但在上臂的两个刺激甚至无法被神经系统识别成两个单独刺激。身体的限制会使我们的神经系统感受到的体验产生大幅变动。

类似的主观体验和客观实体之间的差异,还能够在其他感官上得到证实(Boring,1957)。当科学家们用仪器来拓展我们的认知范围时,他们发现人类认知的固有局限。这些仪器可以探测到我们可感知范围之外的现象,以及我们不能分辨出来的细微差别;并把这些都表现成我们可以感知到的信号,比如照片、压力度数、热量计、示波器、盖格计数器(放射性测量仪器)、α射线检测器。我们脑中的模型和实体产生差异的其中一个原因,就是神经系统在感知的过程中会有条不紊地扭曲和删除实体的一些因素。这个作用减少了人类体验世界的更多可能性,也导致了我们对事情的主观体验与事实之间的偏差。我们的神经系统天生地组成第一组障碍,阻隔了实体世界和心中的模型。

以社会方式穿越黑色的眼镜

社会限制

……实际上想说的是,大脑和神经系统以及感觉器官主要是过滤性的,而不是创造性的。每个人的脑子在每个时刻都可以记住所有发生在他身上的事,也可以认知宇宙中随处发生的事。大脑和神经其实是为了保护我们,才会拒绝大量不相关又无用的信息,靠的就是关闭我们随时感知或者记得的多数信息。留下的是很小并且经过选择的一部分,这些信息看起来会更加可能发挥作用。根据这种理论,我们每个人潜在的思想都很庞大……作为生物,我们为了增大生存的几率,必须过滤信息、缩减大脑输入的信息。这个过程的终端流出的信息,不过是可怜的那么一丁点儿意识,就靠着这点意识,我们才能活在地球上。为了格式化和表述这些缩减去的内容,人类发明了并无限地发展着一套符号系统以及精巧的思考方法,也就是人们所说的语言。每个人都是他自己的母语习惯的直接受益者和受害者——从受益的角度说,语言让人可以参考前人对经历之事所累积的记录；从受害的角度说，语言给他形成了"所知即真相的全部"准则，所以他会倾向于把自己的想法当数据，把自己的话当事实。

——赫胥黎《众妙之门》，22~23 页
（Aldous Huxley, *the Doors of Perception*
New York：Harper&Row，1954）

造成体验和事实之间偏差的第二个因素是社会习俗的限制（有色眼镜）——我们也把这叫做社会遗传因素③。借着社会遗传因素，我们参照周围人的分类方式和信息挑选方式：我们的语言、我们接受的认知方式，以及公认的假设。

也许最广泛所知的社会遗传因素就是语言。在任何语言系统里，体验越丰富，感官用词的差别越细微④。比如在北美印第安人中一种称为"Maidu"的语言里，只有三个词能用来表示颜色：⑤

Lak＝红，tit＝绿、蓝，tulak＝黄、橙、褐

当人类已经有能力在可见光谱中分辨出 750 万种颜色的时候（Boring，1957），以 Maidu 语为母语的印第安人依然只根据 Maidu 语的用词，习惯性地把他们对颜色的体验分成三类。实际只拥有 3 色的 Maidu 语和拥有 8 个词表示颜色的英语，所描述的真实世界中的颜色范围是一样广的。因此，我们

---

③ 我们使用这种不寻常的命名方式——社会遗传——来提醒读者，社会成员在社会里受的限制对于塑造他们的认知有潜移默化的作用，就像神经局限一样。其次，遗传所决定的神经局限，也可以被扭转，就如同一个人从自己的文化背景中继承的认知方式也可以被扭转——比如研究者已经使用 alpha 脑波让人控制自己的植物神经系统——这本来是人控制不了的。

④ 这仅仅是语言塑造惯性知觉更有效的途径之一。

⑤ 从纯粹的语言学的角度来看，"Maidu"语言只有两个词来形容颜色：Lak 和 tit。第三个词是复合词，包含两个意义的部分或语素：TU—尿液与 LAK—红色。然而，我们感兴趣的不是语义分析的结果，而是"Maidu"为母语使用者的惯性知觉。（威廉·希普利，加州大学圣克鲁斯分校，提供"Maidu"语言信息）

想强调的是,一个说 Maidu 语的人在意识层面只有 3 种颜色体验,而说英语的人认知颜色就有 8 种体验。这意味着,一个说英语的人描述自身体验中两个不同的东西(比如一本橙色皮的书和一本黄色皮的书),说 Maidu 语的人会把客观世界中不同的这两样事物,习惯性地说成是同样的(两本 tulak 色封面的书)。

与我们的神经限制不同的是,社会遗传因素所造成的认知局限比较容易克服。最容易证明这一点的就是,人可以学习多种语言——也就是说人可以用多套语言来为自己的体验归类和编码,以便我们更详细地构造实体在心中的模型⑥。举一个例子:"这书是蓝色的","蓝"这个词,我们生来用汉语的人学来描述某个波长范围内的可见光。但所有人都容易被自己的语言误导,以为"蓝"是这本书的属性,实际上"蓝"只是我们给自己看到的这种光线所起的名字。

在认知中,感知的组合"甜—白"总是伴随着物品——白糖。这种感受使白糖这种物品和它的属性被捆绑到了"甜—白"的组合上去。实际上在其他时候,白也是种感受,甜也是种感受。人不能总用两种感受组合起来表示一种物品。因此人类的语言造出了"白糖"这个词来表示这一系列的感受所代表的物品。这样"白"和"甜"就能够分别表示"白糖"这种东西的属性了。其实谁又有权力把"白"和"甜"说成是属性,然后又强加"白糖"这名词作为它们的载体呢?这权力既不是我们的感受本身,也不是我们所认为的"真实"……

所有进入意识的东西,都是感官。靠着给感官附加一个名词来把感觉当成这种东西本身的属性——这是一个严重的错误。这将感官假设成了客观的属性,但实际上感官只是一个过程,并把这所谓的"属性"归

---

⑥ 谁要是掌握两种或以上的语言,谁就明白自己脑海中的模型是怎样从一种语言的世界观切换到另外一种语言的世界观。

到物品上面去。被归纳成白糖属性的所谓"甜",怎会又是一个客观的存在呢?它从来都只存在于品尝白糖的过程里。思想不仅用这种方式改变直接的感官,还借助表面的形式把人带离客观真实。比如使用术语"创新学院",直接虚拟了一个具备创新属性的东西。但这东西实际上根本不存在,也跟创新完全扯不上边。

——威辛格《模糊哲学》,167 页

和我们周围的人有共通的对体验的分类——比如共用的语言——是第二个我们心中的模型与客观有差异的原因。

留意,在神经局限的情况下,正常的神经过滤删除对所有人都是一样的——这是我等身为人类共同的生理基础。但社会遗传因素造成的认知局限,对于同一个语言圈的人就是一样的,不过世界上有很多个/种语言圈。因此,这第二层的过滤机制开始在人类种群中细分,不同语言的人就会有不同的解读和限制。因此我们的体验会和其他语言圈中的人拉开差距,在心中塑造出来的模型也会跟他们的模型产生更大差异。第三种局限——个人限制——是造成迥异差别的基本原因,即所谓"一样米养百样人"。

以个体方式穿越黑暗的眼镜

个体限制

个人体验异于客观真实的第三个因素,我们叫做"个体限制"。因为个体限制的因素,我们基于自己过去的体验在心中构建模型。每个人从过去到现在的个人体验,独一无二,就像指纹一样。类似每人截然不同的指纹,每个人成长中都有奇特的经历,没有两人的经历是等同的。尽管他们可能有相似性，但总会有不相同的部分。他们在心中构建的模型在生活的过程中就基于自己的体验，并且既然我们每个人的体验是独一无二的，那么我们在心中构建的模型也都是独一无二的。这些不同寻常的模型，在行为上组成了一系列独家的兴趣、习惯、喜好、厌憎以及准则。这些体验上的不同造成了每个人心中模型与他人的不相同。

比如，等同的双胞胎可能会在同一个家中，被同一对父母带大，就有等同的经历。但两人看待父母与其他家庭成员的互动，也可能造成不同的体验。一个有双胞胎兄弟/姐妹的孩子可以说：我父母从不相爱，他们总吵架，我的双胞胎兄弟/姐妹总是更受宠；但另外一位可能说：我父母其实是关心彼此的，只是他们对事情的讨论相当深远，而他们真正喜欢的是我的兄弟/姐妹。这样，即使在双胞胎这种有限的情况下，他们的个人体验还是建立出不一样的认知和模型来。在我们讨论的不相干的人之间，个人建立的模型差距就会更加大而且无处不在。

这第三种限制——个体限制，组成了每个人细微的差别，也造成了个人的心中模型与真实的差距。这些个人模型中的差异，可以扭转社会习惯赋予我们的有色眼镜并增加行动中的选择，反之，也可以让我们的体验更贫瘠并限制我们有效行动的能力。

模型与心理治疗

根据经验反映，当有人找我们治疗，他们感到痛苦、无力，没有其他选择。但我们看到的不是世界太有限，选择太狭窄，而是这些人忽略了自己面前的更多选择与可能性——因为他们的模型里没有，他们就认为不存在。

几乎每个人在一生中必有一些时期是要经历改变的（通常也是必须痛苦地度过以寻求出路）。不同形式的心理治疗就引导出不同方式度过这些改变的关键点。不同的是，有些人可以难度较小地度过这些关键时期，并用数倍于他人的能量和创造力经历这段时期。但其他人面对同样的挑战,却带着数倍于他人的痛苦和畏惧——忍受的时期——那时他们最基本的需求就是生存。在我们的研究中,这两类人的基本区别,就是有创造力的、克服困难和压力的人,心中有着丰富多变的模型来解读他们的处境,同时也有足够宽的范围来选择他们要采取的行动。其他忍受着度过的人,可以做的选择更少,他们手头的选择看起来都不理想——就像是生来就要在生存搏斗中失败的人。我们想知道的是:怎样会使得同一个世界中不同的人有这等迥异的体验?我们知道这差距来自他们心中模型的丰富程度。于是,问题变成了:怎样会使人宁可痛苦地面对多变和复杂的世界,也依然坚持在贫瘠而缺乏变动的模型中思考?

在接下来的研究中,我们明白了这些人到底是怎样将自己锁在痛苦中,其中一个很重要的发现是:他们不是坏、疯狂或"有毛病"。实际上是,他们在其所知的范围内,选择他们认为最好的模型。换句话说,人类的行为,无论一接触的时候让别人感觉多么奇怪,在产生该行为的人看来,这种选择都是最有意义的[7]。问题并非他们做了"错误"的选择,而是在于他们现有的选择还不够丰富——也可以说他们观察世界的角度不够丰富。最无处不在的矛盾就是,我们生存、成长、改变和体验快乐这些事情中所经历的过程,也正是让我们固执于贫乏模型中的那种过程——这个过程就是玩符号游戏,给自己造模型。所以,让我们实现非凡和独一无二成就的事情以及阻碍我们进步的事情,本质上是同一种过程;区别只在于固执者把自己想到的模型(模型都是相对正确的),当成了绝对的事实。而这两种过程,大体上有三种机理:概括化[8]、删除和扭曲。

概括化(generalization)是这样一种过程:个人的模型来自所有的体验,

---

[7] 某些人如格雷戈瑞·贝特森(Gregory Bateson)和莱恩(R. D. Laing),在他们的家庭遗传精神分裂症研究中就已经搞明白了这一点,福尔摩斯的读者们应该对此也很清楚;这是福尔摩斯提出的理论之一。

[8] 概括化,即将事物的定义进行修改或者补充以使其适用于更加大的范围。

模型的其中一部分脱离了它源于的那部分经历,并被用来代表所有情况;而真实的情况是,这一部分只适用于这种经验。我们概括化的能力实际上对于生存在复杂的世界中,是必需的。比如:我们被一个热炉子烫到以后,应该将其概括化为"热的炉子都是不可以摸的"。不过,如果将这个被炉子烫的体验概括化为"炉子都是危险的",碰到有炉子的房间我们都不进去,那么就对我们的行动产生了不必要的限制。

假设这么一种情况:一个小孩玩一张摇摇椅,有几次靠在椅背上跌翻到后面去。他也许会概括化出一种行为准则——"摇摇椅都是靠不住的",并从此拒绝摇摇椅。如果小孩心中的这一模型从摇摇椅推及所有椅子,那么所有椅子都有了这个准则:别靠在椅背上。如果小孩为普通椅子再建立一个模型,那他就能顺利地区分摇摇椅和普通椅子,他的"别靠椅背"的准则就只适用于摇摇椅。那么,他也就有了更多的选择。

同样的概括化,可能会导致人们归纳出这样的准则:喜怒不形于色。这种准则对于战俘营里的战俘有很高的生存价值,能够帮助遵行此准则的战俘避免惩处。不过,如果在婚礼上也用这种准则来表示亲密,就限制了人们维护人际关系的能力。这会导致个体感到孤独和脱离他人——这时他就会感到缺少选择,因为表示感受的选项在他的模型里不存在。

这里的重点是说,同一个准则有用或者无用,取决于具体的情况和场合——也就是说没有"对"的概括化,每个模型只能在实际情形中被评价。更进一步说,这给了我们一把钥匙去探知人类怪异或不适当行为,只要我们能够看到此人的行为源自何种情形。

我们用来有效生存或者搞死自己的第二种机制,叫做删除(deletion)。删除,是我们排除其他视角,选择性地使用某些角度去看待我们的体验。一个最简单的例子,就是在吵闹的大厅里我们为了跟其中某个人交谈,必须无视其他人的声音。但是,人们也容易因为同样的删除机理而忽略自己的重要他人所传递来的信息。比如一个相信"我不值得别人在乎"的人,向我们抱怨说妻子从来没给过关心他的信号。家访时,我们注意到他妻子确实表达了关心他的信号。但因为这些信号跟他之前所使用的概括化冲突，因此他确实感受不到妻子的关怀。这种删除效应可以被证实：当我们提醒他注意妻子说的某些话，他说他没有听见妻子说过这些。

删除，就是把我们关注的视角从大千世界抽出一个我们可以应付得来的局部。这种关注范围的缩小在某些情况下有用，但在某些时候是痛苦的来源。

第三种机制是扭曲（distortion）。扭曲，就是更改我们接收到的感官信号。幻觉/幻想，就是让我们还没有体验过一件事就预先为它准备。人在预演一个演讲的时候，就会扭曲眼前的现实（想象眼前是听众）。人所创造出的所有创意/艺术作品，都是通过扭曲实现。在凡·高的画里面，天空的形象是重新塑造的，原因大概是凡·高有办法在创作的时候扭曲他感受到的周围时空。同理，许多伟大的文学作品，所有革命性的科学发现，都源自当前实景的巧妙扭曲。使用这种技巧，一个人也会限制自身体验的丰富程度。比如前面提到的那个概括化地认为没什么要在意的人，一旦从妻子那里接收到关怀的信号，就立刻扭曲它。而且很特别的是，每次他听到妻子说出关怀他的话，他除了删除这些意思，还转过来对我们笑着说："你们看，她就是想从我这得到些什么才会说这些。"他就用这种方式避免自己的体验（即他的视听）与他所理解的模型出现冲突。于是，他阻止了自己拥有更丰富的表象系统（representation），也阻碍了他和妻子之间的亲密关系。

一个经常被拒绝的人制造了一个概括化模型：他自己是不值得关心的。顺着这个概括化模型，他要么删除关心他的信息，要么把这些信息理解成不真诚。既然他觉察不到任何关心的信息，这种状况也就维持了他自己本来的概括化"我是不值得关心的"。这就是一个典型的正反馈循环（positive feedback, Pribram, 1967）。一个人的概括化或者期望会过滤（即删除）或者扭曲他的体验，使之与他的期望一致。因为他没有什么体验与他的概括化矛盾，他的期望就被固定下来，形成循环。人们就是这样维持自己狭隘的模型。

看看经典的心理学理论（Postman & Bruner）：

……在一个应该重视和推广的心理学实验里，布鲁纳和帕斯曼让被试辨认短时间内出现的一系列扑克。许多扑克牌是正常的，但有些是不正常的，比如红色的黑桃6，或者黑色的红桃4。每个实验回合中向一个被试曝光一张卡片，曝光的时间越来越长，直到这个被试能够连续两次正确辨认扑克牌，一个回合就结束。

即使在最短的辨认时间里，多数被试都可以正确地辨认扑克牌，一旦辨认时间稍微延长，就每个被试都可以辨认出来。对于正常的扑克牌，这些被试的辨认都是正确的；那些不正常的扑克牌，被试几乎都一点都不犹豫地认成了正常的牌。黑色的红桃4要么被认成黑桃4，要么被认成红桃4。他们一点也没意识到问题，立刻将看到的牌归入过去经验中的扑克牌分类。他们甚至不想说出看到的东西和他们认为的东西有所不同。随着这些不正常牌的曝光时间加长，被试开始犹豫并意识到这些牌的非常之处。比如，某些看到红色黑桃6的被试会说：那是黑桃6，但有些地方不对——黑色里有红边。随着曝光时间的继续加长，他们的犹豫和迷惑越来越多，直到多数被试可以毫不犹豫地正确辨认。另外，当他们顺利辨认第一张牌之后，后面的第二第三张就越来越容易辨认出来。但有一部分被试，一直没有修正自己的辨认能力。即使给予他们有辨认普通扑克牌的40倍时间，依然有10%以上的非正常扑克没有被正确辨认出来。无法正确辨认扑克的被试还会有强烈的压抑感。其中一位说："我就是不清楚，不管它是什么。那时候它根本就不像一张扑克牌。我不知道它现在是什么颜色，也不知道它是黑桃还是红桃。我现在都不知道黑桃长什么样子了。天哪！"在下一段我们还会看到有这种行为的科学家。

无论是作为一个类比的参考，还是说它反映了人脑本身的性质，这个心理学实验为发现的过程提供了非常简单又有说服力的展示。科学领域就如同这个认牌实验,奇迹只产生于困难的过程中,表现为期望的实现遭遇阻力。在非正常的事情出现之前,只有预料到的和正常的事情出现。

人们在这个实验中所使用的概括化,就跟他们过去司空见惯的一样:黑色的只会是梅花和黑桃,红色的只有红桃和方片。在遇到非正常的扑克牌时,他们就扭曲看到的牌形或者颜色,以支持自己心里所习惯的概括化。我们所关注的重点是,即使在如此简单的事情中,扭曲的过程和扭曲所支撑的概括化,限制了人认牌的可能性。辨认屏幕上闪现的奇怪扑克牌对于我们来说没什么实践意义,不过它简单地展示了扭曲、删除、概括化这些过程。这些过程可以让我们的能力减弱或者增强——无论是在开车还是在套近乎……在我们生活中的方方面面。

那又如何?

之前所描述的心理治疗方面的"魔术师",他们使用多种多样的技巧来实现心理治疗。他们使用截然不同的术语来描述自己所创造的奇迹,因此他们做的治疗方式显得没什么共通性。我们多次观察他们如何治疗当事人,也听到旁观者赞许这些"魔术师"靠着敏感的直觉使出跳跃性的方法,使得他们的技巧看起来更加难以捉摸。尽管他们用的技巧确实不同,但他们有一个共同点:他们在当事人心中的模型里引进了变化,使当事人的行为有了更多选择。我们所看见的,实际是这些"魔术师"自己对于当事人的内心世界有一个相当清晰的模型——比如,meta model(后设模型)——就可以使他们有效地扩展和丰富当事人心中的模型,让当事人的生活更富有选择,也更愉悦。

本书的目的之一,是将一个丰富的后设模型展现给你,一个可以学习和扩展的后设模型。我们希望借此后设模型丰富和扩展沟通者的技巧。因为治疗者使用语言作为了解当事人的一个主要途径,也因为所有人都使用语言来构建内心模型和记住经历,我们在工作中将很大一部分重心都摆在治疗的语言上。很幸运的是,语言结构的清晰模型,已经被转换语法(transformational grammar)学家描绘出来,并且独立于心理学之外。在心理治疗中,我们借用了这样的语言模型,拓展了自己的治疗技巧,构筑出一个清晰的关于当事人内心世界的后设模型,增强了治疗效果。

如果你希望在心理治疗的小组讨论会上对别人有更多了解,或者增强你自己心理治疗工作的魔力,《神奇的结构》会给你提供切实可行的提升途径。魔法就隐藏在我们使用的语言里。你可以把这些语言机关安插到自己的话里,只要你留意自己现有的语言和我们提供给你的提升之法——也就是本书接下来要详细介绍的东西。

| 第二章 |

语言的结构

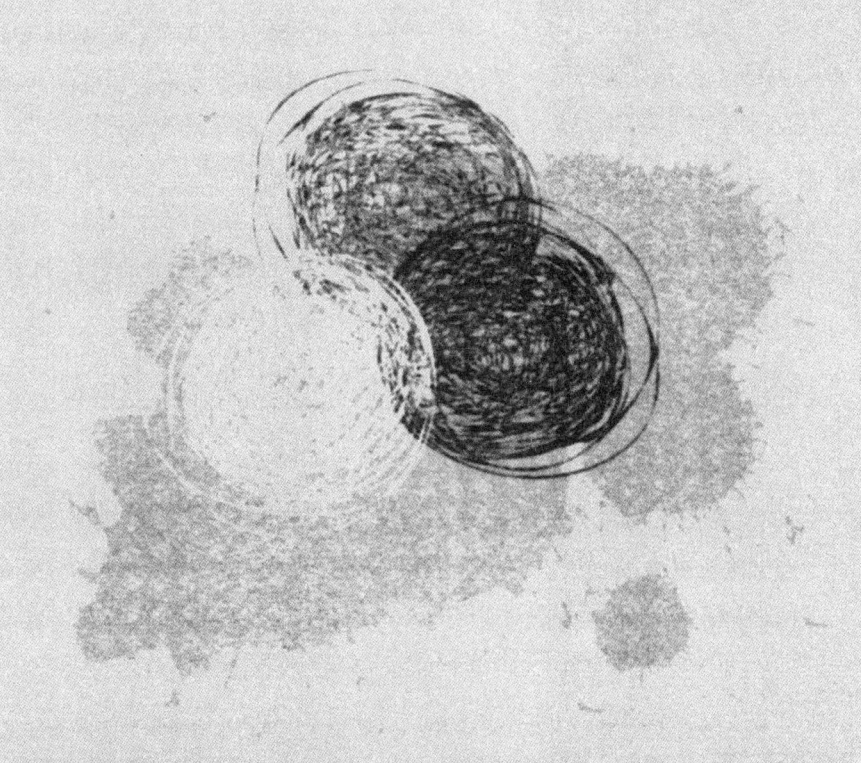

人把自己和动物区分开来的一大标准,就是人创造和使用语言。不过,语言作为记录历史和现状的重要性不应该被过分高估。如同爱德华·萨皮尔(Edward Sapir)所说:

> 会说话的本领和有序的语言,是每个人类族群都有的特征。目前被发现的部落和族群还没有哪个是没有语言的,所有的反面论证都被驳倒。同时,也没有证据可以说明有哪种民族词汇不够丰富以至于必须使用手势来补充沟通,要是那样的话,在黑暗中他们要如何沟通呢?事实是,语言必须完美和精细才足以担当沟通的重任。在文化的所有方面,语言大概是最先得到完美的一部分,有了语言作为载体才有文化的整体发展。
>
> ——爱德华·萨皮尔《文化、语言和人格》
> (Edward Sapir, *Culture, Language and Personality*)

所有人类的成就,无论是正面还是负面,都和语言的使用相关。人类在两方面使用语言。一来我们用语言表现自己的体验——可以称之为"解释"、"思考"、"幻想"、"排练/模拟/演习"。当我们使用语言作为表现自己所有体验的系统,我们就是在为自己对外部世界的体验建立一个模型(世界观)。这个模型基于我们对世界的认知。我们的认知也部分取决于第一章所提到的模型和呈现经验的方式。

首先,既然使用语言作为表象系统,我们的语言表述也可以被分入三个大类:概括化、删除和扭曲。其次,我们也使用语言将自己对外部世界的呈现和模型传递给他人,即沟通(communicate)①。当我们使用语言来沟通时,我们称这种沟通为谈话、讨论、书写、演讲、歌唱。当我们使用语言来沟通,

---

① 实际上,沟通是用语言来呈现的特例,它是把我们自己对世界的解读呈现给他人。换句话说,我们用语言来呈现我们的体验是一个私密的过程,而我们使用语言来把自己对世界的解读呈现给他人,却是一个社会性的过程。

我们就是在将自己的模型呈现给别人。这本书,也是我们两个作者把自己的心理治疗模型传递给读者的沟通。

当人在沟通——交谈、讨论、写作——呈现我们的体验时,通常不会在选词方面留意。我们几乎也不在意词语的结构和顺序。语言在我们的世界中无所不在,使我们如同鱼在水中一般游弋。尽管我们不曾留意沟通的形式,但我们对语言的使用却井井有条。比如,如果你将此书中随便哪句话字序颠倒,或者将每个字编号,奇数的字全部挪到右边的偶数字后面,新词序组成的句子一定只是一堆废话,不再表示任何经验的模型。

原句:

By destroying the structure of the sentence, it no longer makes sense; it no longer represents a model of any experience.

打乱语序后:②

* Experience any of model a represents longer no it; sense makes longer no it, sentence the of structure the destroying by.

每个奇数词向右移到偶数词:

* Destroying by structure the the of it sentence, longer no sense; makes no it represents longer model a any of experience.

沟通或语言是一种系统,就是说它是有序的结构,并且存在一套准则来规定这种结构应该如何表达意义和呈现经验。换句话说,我们的沟通是一种有序有准则的行为。即使如此我们也不曾留意自己表述体验与沟通时所采用的结构,但毫无疑问,其中的结构,即语言的结构,可以用有规律的方式来弄明白。

幸运的是,有一群学者发现并清晰地表述了这一系列语言结构——这门学问叫做转换语法(transformational grammar)。实际上,这群转换语法学家也将人类理智行为的模式清晰地描绘了出来。人类的想法,以及理智行为,

---

② 在本书中,符号 * 用来识别表达欠佳的英语句子。

对于了解人类组织语言的方式，是一个关键。

我们非常肯定，小孩也有一套系统的准则来判断如何组词造句才是"合章法"的。如果他尝试在自己的"章法"里加入一些新鲜的说话方式，他就会感觉出自己说话的"章法"和别人说话的差别。这一系列过程，在心理语言学家（psycholinguists）的说法中，叫做儿童学习、形成及拥有语言规则。注意，在此我并未严格地检验该语言规则是否存在，即：人本身是否能把自己的语言规则明白说出来？……当然，明白地说出语言规则是一种能力，在此我们并不关注它。正如苏珊·欧文—特里普（Susan Evrin-Tripp）所说：

看某种语言是否是一个人的母语……就看他是否明白这种语言的使用规则……也就是说，无论这个人是否以该语言为母语，他都必须学得像，以使他在使用此语言时，言行举止都表现得跟那些懂得这套规则的人一样。

——史洛宾（Slobin, 1967, p. x）

史洛宾的观点是，讲话者的言行举止可以用语言规则来描述。但这种描述，并不说明科学家所归纳出来的语言规则，是一种客体存在于讲话者的心理或生理中。

——史洛宾《心理语言学》, 55 页

（Slobin, *Psycholinguistics*, 1971）

语言学家的目标，是归纳出一套语法——一系列规则——能够描述任意一种语言的内在结构。这门学问基于诺姆·乔姆斯基（Noam Chomsky）的研究，是他最先归纳出了一套方法来描绘自然语言[3]。正是归功于乔姆斯基和其他转换语法学家，人类使用语言沟通并向他人呈现自己的模型时所使用的模型，被格式清晰地描绘了出来。这些转换语法学家塑造出了一个模型

---

[3] 如果想在转换语法学方面有更深的了解，可以参看书后的附录部分。

来描绘我们的语言、我们对世界的体验,这个模型就是"传说中的"后设模型。

语言的后设模型

语言是一种可以表现体验的表象系统。人类的体验相当复杂和丰富。如果语言作为表象系统要足够丰富,它必须包含足够丰富和多变的句子才足以呈现我们的体验。转换语法学家发现,如果直接研究这些纷繁复杂的具体句子,研究自然语言的工作将会变得浩如烟海。他们的选择是,不直接研究这些具体句子,而是研究这些句子产生的法则和过程,即造句法(syntax)。转换语法学家假定,要研究这些丰富句子的造句法,可以脱离句子的具体内容④。比如用英语作为母语的人,可以很清楚地区分:

(1) colourless green ideas sleep furiously.

无色的绿色点子在愤怒地睡觉。

(2) * furiously sleep ideas green colourless.

愤怒的睡觉点子绿无色。

即使如此,第一句还是有些奇怪,人们可以清楚看到它从语法/句法上是合乎格式的;第二句就明显不是。我们在此想证明的是,人对于自己所用的语言一贯都有直觉。靠着这种持久的直觉,我们可以判断出一个人用的一串词是否能组成完整的句子,并且一年后我们依然可以得出不变的判断。而且,使用该母语的其他人也会做出不变的判断。这种能力就是一个典型的规则指导行为(rule-governed behavior)。尽管我们不明白自己是如何保持

---

④ 有些语言学家自称是转换语法学家,但实际上名不副实。该领域的两个分支——扩展标准理论家和生成语义学家——与我们的目的并没有关联。我们的目的是,要为后设模型改善转换模型的一些成分,从而有利于治疗。我们相信,最近的成果,特别是生成语义学家所做的工作会对扩展后设模型起到积极的作用。有关来源可参考文献目录。

同样的这种行为,但我们确实这样做了。

转换语法学家建立了一个模型来表示这种规则指导行为——让句子合乎一种不变的直觉。普通语言学中的模型可以回答一串词是否构成句子。但转换语法学的模型则是表示这种语言方面的直觉,它描述的是人的一种规则指导行为,即:使用自己对母语的直觉,来判断句子是否符合母语的造句规则。

人类语言过程的一些共通观念

在第一章里,我们讨论了人类在内心建立模型的三种过程:概括化、删除和扭曲。在第一章所说的是人类接收外来视、听、触信号构建内心模型时发生了这三种过程(输入)。这三种过程同样也存在于我们使用语言来表达自己对事物的体验(包括所视、听、触)的过程(输出)。在这方面,转换语法学家们已经做了相当多的工作来揭示这三种过程在人类使用语言系统时如何发生。

人类使用语言来表现与沟通的能力相当大,以至于可以靠恒定的直觉来影响这三种过程。转换语法学中的语言模型,目的就是要将人这种有序的直觉揭示并表示出来。在每种语言里,以此语言为母语的人都拥有这种直觉。为了我们的研究目的,我们选择了三类语言直觉(但不限于):语法规范化(well-formedness)、断句结构(constituent structure)和逻辑语义关系(logical semantic relation)。

1. **语法规范化**:

以某种语言作为母语的人一直都能够判断一组词是否在该语言中构成句子,这种规范化称为语法规范化。看看以下三组例词:

(3) even the president has tapeworms.

甚至总统有绦虫。

(4) even the president has green ideas.

甚至总统有绿色的点子。

(5) even the president have tapeworms.

甚至总统(复数)有绦虫。

第一组词明显是有序的;对于以英语为母语的人来说,它从句法上就符合规范,表示一个特定的涵义。第二句从语义上来说是病句;对于以英语为母语的人来说,它表示不了什么意思。第三句从句法上说是错的(单复数错误),不过我们可以猜测出它本想表示的意思。

2. **断句规范化:**

以某种语言作为母语的人一直都能够判断该种语言里的句中哪些词/字构成一个单元(即断句),这种直觉称为断句结构。比如:

(6) the Guru of Ben Lomond thought Rosemary was at the controls.

本·罗蒙山的祭司长认为罗斯玛丽还在被控制。

"the"和"Guru"就组成一个单元(精神领袖、祭司长),"Guru"和"of"就不是。小层级上的句子要素(字词)组成大的涵义单元;比如"the Guru"和"of Ben Lomond"组成"本·罗蒙山的祭司长",但"of Ben Lomond"和"was"(被)就无法组成单元。

3. **逻辑语义规范化:**

一种语言里以之为母语的人有恒定的直觉来判定句子中的逻辑关系。

3.1 语义完整性(completeness):

说母语的人使用一个动词时,有能力确定这个动词适用于何种人/物,并且可以明白动词所指的是何种关系。比如在英语里说"kiss"(吻),就一定代表某人在吻,且另外某人或某物被吻。说"撞"(hit),就一定有人或物在击/撞,某些东西在被击/撞。

3.2 混淆(ambiguity):

说母语的人都可以辨别这样的句子,如:

(7) Investigating FBI agents can be dangerous.

FBI探员的调查可能很危险。

(8) Maxine took Max's shirt off.

玛克辛脱掉了马科斯的T恤。

这两个句子都可能指不同的意思。句(7)可能指

(9) FBI agents are conducting investigations can be dangerous.

FBI探员做调查,这件事很危险。

(10) To investigate FBI agents is possibly dangerous.

调查这些FBI探员,可能很危险。

句(8)所说玛克辛脱掉了T恤,可能是指穿在马科斯身上的T恤,也有可能是玛克辛从自己身上脱掉属于马科斯的T恤。

3.3 同义词/句(synonymy):

说母语的人可以辨别出两个不同的句子表示同一种意思:

(11) Sandy looked up the number.

桑迪查了数字。

(12) Sandy looked the number up.

桑迪把数字查了。

3.4 参考索引(referential index/indices):说母语的人可以本能地判断出,一个词是指经验中的特定一个事物还是指一类事物(比如,说"车"的时候可以辨别到底是在说"某辆车"还是"所有汽车")。此外,他们也总是能够判断两个词是否是同一个事物或同一类事物,比如下句中的"杰克逊"和"他自己":

(13) Jackson changed himself.

杰克逊改变了他自己。

3.5 条件假定(presupposition):说母语的人听别人讲话时,还可以辨别对方说出一句话时的假定前提,比如:

(14) My cat ran away.

我的猫逃走了。

你有理由可以假定,在我的经验里:

(15) I have a cat.

　　我有一只猫。

这三大类人类语言的直觉在转换语法中明确地体现出来。

转换语法的模型

我们会描述,以上所说的各种语言直觉如何体现在后设模型中——后设模型就是转换语法的模型。

语言学家使用后设模型来清晰地呈现说母语者对语言的直觉。说母语的人在讲每个句子的时候都有两类直觉:一来他们可以判断最小的语义单位是什么,比如字词,然后用来组成句子(断句直觉);二来可以判断一个句子的完整表述应该是怎样的(逻辑完整性),比如:

(16) The woman bought a truck.

　　该女人买了一辆卡车。

说母语的人可以将句子向细处断开到元素层面:该女人/买了/一辆卡车。

然后,将这些元素组成:该女人/买了/一辆卡车。

语言学家使用一种树状结构来表示这种断句/造句过程:

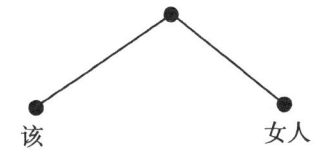

```
      ●
     / \
    /   \
   ●     ●
   该    女人
```

使用这种树状图的方法,就是看说母语的人将哪些词组成句子的一部分,就把这些词连接到一个节点上去。句子(16)使用树状图来表示就是:

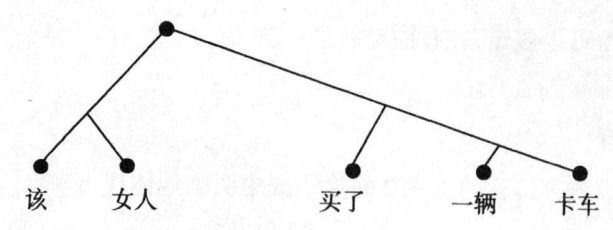

```
          ●
         ╱│  ╲╲
        ╱ │   ╲ ╲
       ╱  │    ╲  ╲
      ●   ●     ●   ●
      该  女人   买了   一辆  卡车
```

这就称为句子的"表层结构"。

第二类说母语者的直觉,是他们能够感觉出一个句子背后完整的句义表示(即逻辑语义关系)。这种直觉的其中一种表示如下:

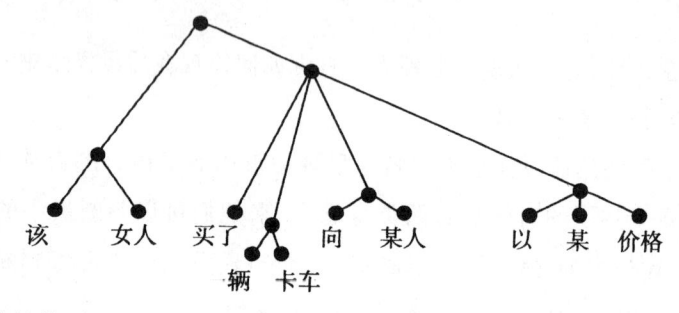

```
            ●
           ╱ ╲
          ●   ●
         ...
     该 女人 买了 一辆 卡车 向 某人 以 某 价格
```

这就是传说中的"深层结构"。

以上的展示,就是在转换语法模型中,每个句子都被母语者的两种直觉分析成两个层面的结构:表层结构——关于如何用直觉树状结构将字词组成句子;还有深层结构——他们的直觉能够完整表现出句中事物的逻辑语义结构。在转换语法模型给每个句子都表现成了深层结构和表层结构,语言学家们就得分析出两种结构之间如何联系。他们用一系列转换(transformation)来表示这种联系。

什么是转换(transformation)

转换,就是说母语的人使用的一种转换表层结构的方法,看例句:

(17) The woman bought the truck.

　　该女人买了该卡车。

(18) The truck was bought by the woman.

该卡车被该女人买了。

说母语的人可以辨认出,虽然这两句的表层结构不一样,但传递的信息(即深层结构)是一样的。从同一个深层结构得出这两句表层结构的过程,称为衍生(derivation)。一个衍生就是一系列联结深层结构和表层结构的转换。(17)和(18)这两种表层结构的其中一种包含的转换称为被动式转换。如果认真看这两句话,可以发现它们的词序有差别,很明显"该女人"和"该卡车"的位置调换了。转换语法学家将此表示为:

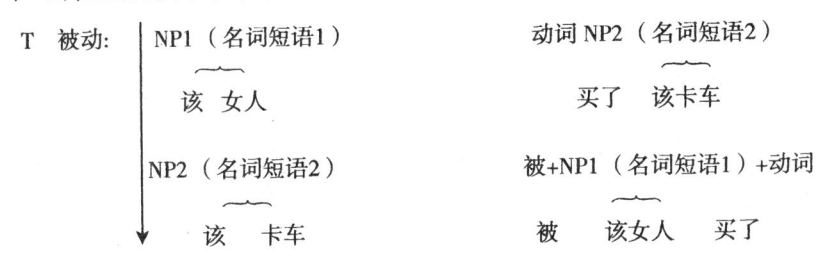

T 被动: NP1(名词短语1)　　　　　动词 NP2(名词短语2)
　　　　　　该　女人　　　　　　　　买了　该卡车

　　　　　NP2(名词短语2)　　　　　被+NP1(名词短语1)+动词
　　　　　　该　　卡车　　　　　　　被　该女人　　买了

符号──表示"可以转换为"

注意,这种转换不限于(17)、(18)句,它们在汉语中相当常见:

(19) a. 苏三跟随山姆;b. 山姆被苏三跟随。

(20) a. 绦虫吃了总统;b. 总统被绦虫吃了。

(21) a. 蜜蜂碰了花;b. 花被蜜蜂碰了。

以上是一些简单的例子,展示了一种深层结构衍生出的两种表层结构,使得它们不同的转换在这里只有一种——b 句有而 a 句没有的被动式转换。衍生也可以更复杂,比如:

(22) a. Timothy thought that Rosemary was guiding the spaceship.

提摩太认为螺蛳玛丽在导引太空船。

b. The spaceship was thought by Timothy to have been guided by Rosemary.

太空船在提摩太想来,是由螺蛳玛丽导引的。

以上两句子表明了随着表层结构的单词顺序变化,深层结构也随着改变。值得注意的是,两句子虽然词语顺序不同,但含义不变。如果两个句子有相同的含义但词语顺序不同,语言学家将其指定为一种特殊的转变模式——词语顺序不同,含义相同。

以英语为母语的人是通过制定转换表达出相同的含义,这种指定转换关联着两个或多个同义或相同含义的表层结构,因此,语言学家制定了规范的模式——转换语法。直觉地同义测试的目的是,试图猜测是否与我们(或者主观想象)的世界一致。一个表层结构的同义测试是对的(错的),但其他表层结构是错的(对的)。如果它们总是有相同的含义(都对或者都错),它们就是同义。这就是我们所说的释义(用不同的词语来表达一句话)的测试。语言学家已经发现相当数量的词序改变的变形语法。以下句组展示了这类模式:

(23)a.我想要罗宋汤;b.罗宋汤,我想要。

(24)a.很容易惊吓巴里;b.巴里很容易受惊吓。

(25)a.乔治给玛莎一个苹果;b.乔治把一个苹果给玛莎。

(26)a.米饭倒了;b.倒了,米饭。

(27)a.写这个句子很容易;b.这个句子很容易写。

每个句组的改变方式都是词语顺序的变化,我们称之为词序转换。词序转换是两个主要因素进行转换。另外还有一种转换称为删除转换,比如:

(28)a.艾伦给某人提供一个点子;b.艾伦提供了一个点子。

(28)例句 b 删除了名词(某人)。这类转换语法被称为可忽略的名词删减。

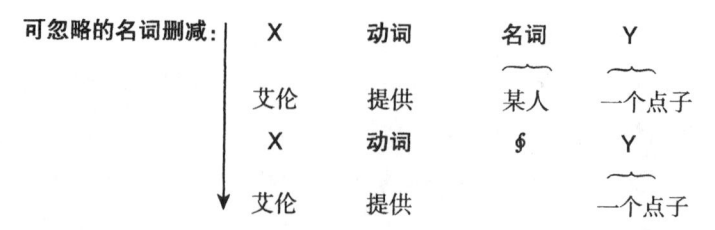

可忽略的名词删减:	X	动词	名词	Y
	艾伦	提供	某人	一个点子
	X	动词	∮	Y
	艾伦	提供		一个点子

X、Y 可以是这个位置上的任意变量。

同样,有很多删减转换语法被语言学家指出:

(29)a. 瓦登去商店,泰伯也去商店;b. 瓦登去商店,泰伯也是。

(30)a. 瓦登在玩球;b. 瓦登在玩。

(31)a. 瓦登用东西敲打墙;b. 瓦登敲打墙。

在两个句子中,b句利用转换语法删除了可以在深层结构显现的完整逻辑语义。但是,即使深层结构的基本要素被删除,意思也是一样的。

语言学家区分两类删除转换语法——没影响删除或者可忽略的删除、同一成分删除。注意以下例句:

艾伦给某人提供一个点子;艾伦提供了一个点子。

瓦登在玩球;瓦登在玩。

瓦登用东西敲打墙;瓦登敲打墙。

被删的部分是可忽略的词组(某人、某物、用某物),但是以下例句:

瓦登去商店,泰伯也去商店;瓦登去商店,泰伯也是。

有个词组(商店)被删除。一般情况下,可忽略的部分可以从任何句子中被删除。在删除基本元素之前,有些必要的条件必须满足。注意:例如,基本元素"商店",在第二个例句被合理删除,在那个句子中表示与前面同义。结果是,在后面一句删除词语后,缺失的信息仍然被补上,没有遗漏的信息。

因此,表层结构和与它相关的深层结构主要有两方面的不同:

词语顺序的改变——词序转换语法。

在表层结构,缺少部分能够表达完整的逻辑语义的元素——删除转换语法。

深层结构另外一个不同于表层结构表达方式是,名词化的过程。从本质上说,当语言的转换将深层结构中的进程词(动词或谓语)转变为表层结构中的一个事件词(名词或陈述语)时,即完成了名词化过程。例如,比较以下句组中的a和b句型:

(32)a. 苏珊知道她害怕父母;b. 苏珊知道她对父母的害怕。

(33)a. 杰弗瑞承认他讨厌自己的工作;b. 杰弗瑞承认他对自己的工作的讨厌。

(34)a.黛比想清楚决定自己的生活。b.黛比想清楚自己生活的决定。

以上句组,b句都把a句的动词或者过程词变成名词或者事件词。

害怕(n.)→害怕(v.)

讨厌(n.)→讨厌(v.)

决定(n.)→决定(v.)

删除和词序转换语法都可以参与这个复杂的转换过程。例如,如果词序转换参与名词化过程,我们有以下句子:

(32)c.苏珊知道来自父母的害怕。

(33)c.杰弗瑞承认源于自己工作的讨厌。

(34)c.黛比想清楚关于自己生活的决定。

但是,如果在上述的名词化过程中使用了词语删除⑤,我们就会得到表层结构的表达形式:

(32)d.苏珊知道害怕。

(33)d.杰弗瑞承认讨厌。

(34)d.黛比想清楚决定。

无论名词化的过程是否牵涉词语删除和词语置换,它的作用都是要将表现过程的深层结构转换为表现结果的表层结构。

在这样的表达方式中,重要的不是语言学家习得的语言技巧或者是用辞,而是这样一个事实:以英语为母语的人拥有的语言直觉可以通过句子的转换表现出来。表现的过程可以通过自身表现出来。例如,我们主要可以通过两种方式使一个句子意思不变而不必使用完整的词汇表达形式,一种是变形(词语置换或者名词化),一种是删除信息(词语删除)。比如,讲英语的人总是可以看出哪组词句的表达是正确的。大家都明白这个道理。句子转换模型也恰恰反映了这个道理。所以,在模型中,如果一组词句中的变化

---

⑤ 严格来说,从纯语言学角度来讲,删除文中的元素是不合适的,因为它们都具有指代意义——然而,对于接受治疗的当事人来讲,这一过程十分典型。

将深层结构的完整表达方式转化为表层结构,那么这组词句的组合方式就是正确的。

对于我们的研究来说,指代关系在句子转换模型中也起着很重要的作用。词语删除容易受到指代关系的影响。就像前面提到过的,如果词语或名词短语指代某人或某物,那就不能随意删除。如果忽略了这个条件随意删除词句,那么句子的意义就会发生变化。注意下面句子的不同:

(35)a.凯思琳嘲笑某人;b.凯思琳嘲笑。

(36)a.凯思琳嘲笑她的妹妹;b.凯思琳嘲笑。

(35)例中的b版本大致与a版本的意思一致,但是(36)例中的b版本则包含较少的信息,意义也有所不同。这个例子说明要想适当地删除某个词语,必须确定所删除的词语没有指代说话人表达的某个具体内容。实际上,这也就是说每次要删除词语时,被删除的内容在深层结构表达中都不能有指代的东西——也就是说,它必须与说话人的经历毫无关系。

指代关系和词语删除之间究竟是怎样一种联系,英语为母语的人可以完全凭借母语的直觉参透其中的关联。具体来说,我们都可以区分有指代意义的词和无指代意义的词。比如,这一页、埃菲尔铁塔、越南战争、我、布鲁克林大桥等,这些都是有指代意义的词。再如,某人、某物、任何有麻烦的地方、所有不认识我的人、它,这些都是无指代意义的词。第一组词和短语都指代了说话人的一部分经历,而第二组词和短语则没有这样的作用。在自然语言系统中,概括的过程主要就可以通过第二组这样的词和短语来实现。

在最近的语言学著作中,转换语法学家就开始探索前提在自然语言中的作用。要想使某些句子自身成立,其他一些句子肯定也是成立的。比如,如果我听到你说:

(37)桌子上有一只猫。

我可以选择相信桌子上有一只猫,我也可以选择不相信,无论怎么选,我能理解你在说什么。但是,如果我听到你说:

(38)山姆意识到桌子上有一只猫。

我就必须假设桌子上确实有只猫,这样我才能理解你的话。如果我在句子中加入否定的成分,那么这个区别就更加明显了:

(39)山姆没有意识到桌子上有一只猫。

这表明,当一个人说了意义相反的句子——否定了第一个人说的话——我们依然要假设桌子上有一只猫,这样才能理解这句话的意思。只有当一个句子成立了,其他句子才能成立,第一个句子就称为第二个句子的前提。

概述

上文已经论述了与我们目的有关的句子转换模型的相关内容。总体看来,它们反映了人们如何表现自己的经历以及他们交流表现方式的过程。当人类想要相互交流自己经历的事情时,他们就形成了一种完整的语言表达形式;这就是所谓的深层结构。当他们开始讲话的时候,他们就做出一系列的选择(也就是词语转换),选择用哪种形式来传达信息。总体来说,这些选择都是无意识的。

> 句子结构可以被看做一系列句法选择的结果。说话人从有限的句法特征中选择几个来造句,从而传达想要表达的内容。
> ——T. 威诺格拉德,《自然语言理解》16 页
> 《认知心理学》卷 3 第 1 篇,1972 年 1 月
> (T. Winograd, Understanding Natural Language,
> in *Cognitive Psychology*)

然而,我们做出这些选择的过程是有规律可循的,这个过程(一种派生的过程)导致了表层结构的出现。表层结构也就是我们认为有意义的句子或一系列词。表层结构本身就可以看成完整语言表达——深层结构的表现。词语转换改变了深层结构——无论是词语删除,还是改变词语顺序——但并

不改变句子的意思。用图表来表示整个过程:(见下图)

世界→完整的语言表达

转换
(派生) → 深层结构
         → 表层结构

表述(经过沟通)的完整表象

这个过程的模型就是我们表达和传递我们经历的模型过程的模型——一个模型的模型——也就是后设模型。它表现了我们对自身经历的直觉。例如,我们对同义词的直觉——这种情况下两个或更多表层结构有相同的意思,也就是相同的深层结构——其表现如下:

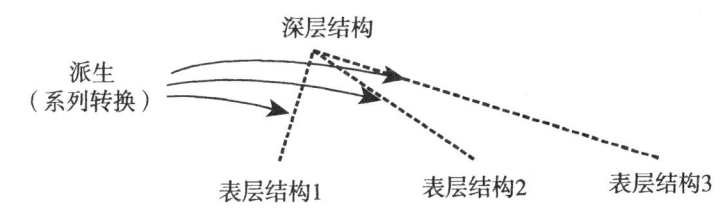

派生
(系列转换)

深层结构

表层结构1   表层结构2   表层结构3

一个具体的例子:

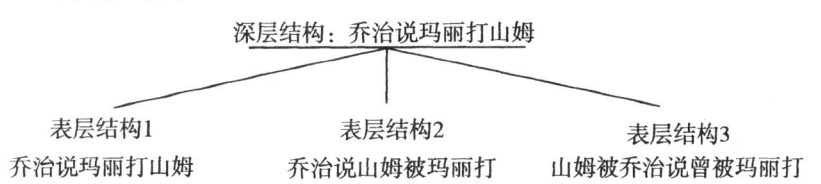

深层结构:乔治说玛丽打山姆

表层结构1   表层结构2   表层结构3
乔治说玛丽打山姆   乔治说山姆被玛丽打   山姆被乔治说曾被玛丽打

后设模型中的同义词,指的是同一个深层结构与多个表层结构都有关联。

歧义现象则是另外一种情况。当同一个表层结构有多个意思时,母语为英语的人就会意识到产生了歧义,其过程是:(见下图)

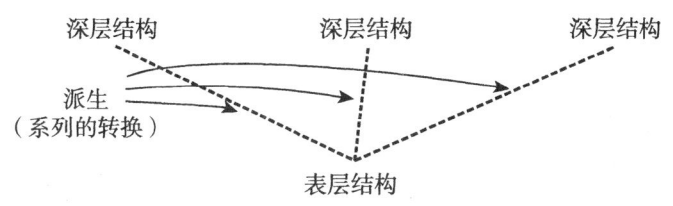

深层结构   深层结构   深层结构

派生
(系列的转换)

表层结构

后设模型中的歧义,指的是多个深层结构经过一些转换与同一个表层结构相互关联。具体的例子:

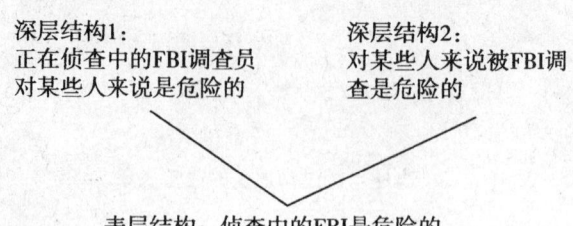

深层结构1:　　　　　　深层结构2:
正在侦查中的FBI调查员　　对某些人来说被FBI调
对某些人来说是危险的　　查是危险的

表层结构:侦查中的FBI是危险的

在后设模型中,人们通过语言的直觉来安排词语的顺序,以避免一些深层结构通过转换(派生)而与表层结构产生联系。因此,后设模型明确地表现了我们有规律可循但又无意识的语言行为。

总　结

人类的语言是表现世界的一种方式。我们表现世界的过程以及我们对这个过程的交流探讨都遵循转换语法这一显示模型。转换语法中的规则适用于所有的人类语言,同时也适用于我们表达自己经历的方式。这些过程所表现出的语义含义丰富而多样。而这些含义的表现方式也要遵循一定的规则。转换语法模型本身并没有现成的含义,它是形成各种句子的方式——也就是表达句子时要遵循的规则。

人们用来表达语言的神经系统和人们建造认知世界的模型时使用的神经系统是完全一样的——思维、视觉等。每个系统都使用相同的结构准则。因此,语言学家认定的语言系统中的规则有助于理解任意一个人类模型系统。

第三章
神奇的结构

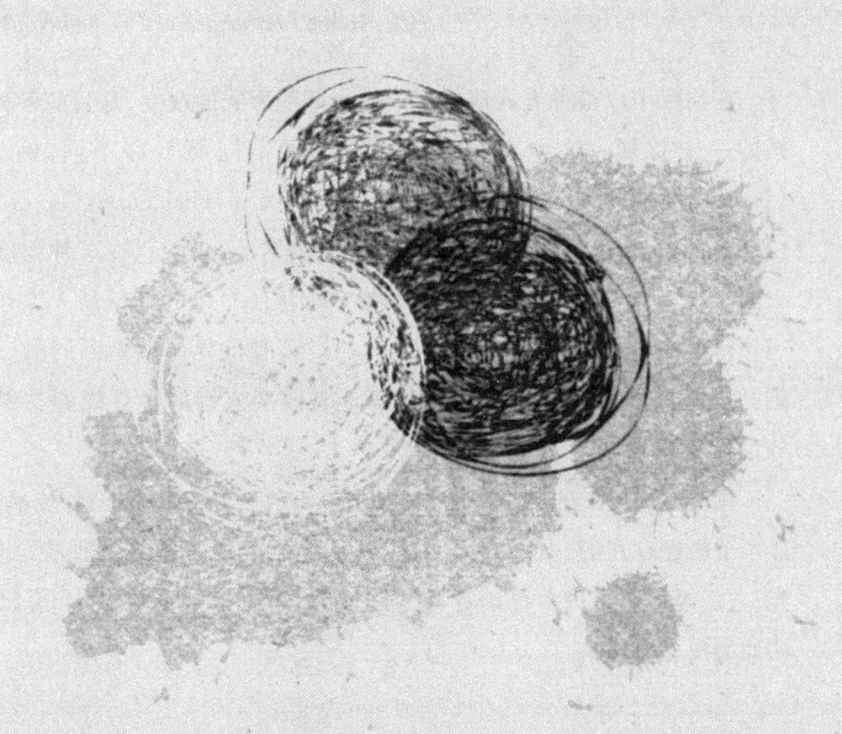

治疗领域的奥秘之一是,尽管各学派的治疗形式极为不同,但它们都在一定程度上取得了成功。当不同的心理治疗技术共享有效的方法时(一系列简单的规则),这个难题将得到解决,这样有了相似点并可以从任何学派的治疗师那里进行学习。①

……相似点的清单(各种形式的心理治疗—RB/JG)是很难全面的;有足够的证据表明,对各种学派治疗技术进行深入研究从而得出它们相似的正式的模式是有益的。另一方面,当各种学派的程序合成最有效的策略,诱发人的自发行为时,一个更严谨的科学的心理治疗就产生了。

——黑利《心理治疗策略》,85 页

(J. Haley, *Strategies of Psychotherapy*. 1967)

在治疗中以某种方式成功对人进行某些形式的改变,是目前各种治疗形式的一个特征。这种变化由于治疗学派不同而名称不同,例如:固定(fixing)、治愈(cure)、成长(growth)、启示(enlightenment)、行为矫正(behavior modification)等。无论这种现象的名称怎样,它在某种程度上都使人的经验更加丰富。这并不是由于每个疗法所自称的能帮助人类在世界上运作得更加成功。当人们改变,他们的经验和世界模型是不同的。不管他们的技术如何,不同形式的治疗有可能是改变人们的世界模型与更新某部分世界模型。

我们这里提供的不是新的治疗学校,而是一个特定的工具/技术,并明确显示了已经存在的一些治疗形式。我们提出的语言模式的独特之处是:首先,它已经提供给每个母语者基于这样的直觉;另外,它是一个可以学习的明确的模型。

---

① 我们高度推荐 Jay Haley、Gregory Bateson 以及他的助手 Paul Watlawick、Janet Beavin 和 Don Jackson 的出色工作。目前,他们的研究在我们看来是最接近后设模型这一目标的。

后设模型

我们大篇幅描述的后设模型启发于发展在转换语言学中的正式模型。由于建立转换模式是为了回答问题,跟人们改变的方式没有直接联系,不是所有部分都在创造语言治疗模型上同样有用。因此,我们调整了模型,只选择与目的相关的一部分并加以安排。

在这一章,我们将为治疗提出我们的后设模型。我们的目的是给出一个总体状况,什么是可用的后设模型与它是如何工作的。在这两个章节中,我们会具体一步一步地展示如何应用后设模型技术。这一章中,我们建议你阅读书中讨论部分与细节的描述过程。

删减:模型中的删减部分

大多数的治疗形式(排除一些物理疗法)是"当事人"和"治疗师"之间进行的一系列的口头交流。治疗中遇到的共同特征是,治疗师试图找出当事人已经得到了什么样的治疗以及当事人想要什么改变。在该条件下,治疗师试图找出当事人的世界模型。当事人在表层结构中交流他们的世界模型。这些表层结构包含如最后一章所描述的删减。当事人使用语言去交流他的模型,描述的方式是依据人类模型的通用过程,如删减。表层结构本身是一种完整语言表达形式的再现,从深层结构中派生出来。在此情况下,语言过程的删减已经发生,由此产生的口头描述(表层结构)必然是治疗师所缺少的。这部分也可能从当事人的世界模型中丢失。如果当事人经验模型丢失,就会枯竭。正如我们之前指出的,枯竭模型意味着其行为选择是有限的。由于丢失的片段被恢复,人的变化过程便开始了。

第一步是使治疗师能够确定当事人的表层结构是否是一个完整的语言表达形式的再现(由深层结构派生)。在这个时间点,治疗师要么基于他们的经验有一个高度发达的直觉,或者使用明确的后设模型来恢复丢失片段。在后设模型中,每个母语者的直觉开始起作用。

当事人说:我害怕。

治疗师开始检查他(或她)的直觉以确定当事人的表层结构是否完整。这样做的一个方法是(以下章节将详细介绍这个过程),问自己是否能想到一个结构完整的英文句子,它具有相同的过程词"害怕"和与当事人表层结构动词"害怕"同义的名词。如果你能想到这样的表层结构,当事人的表层结构就不完整了。

治疗师现在面临着三个主要的选项。② 他们可能接受枯竭模型,可能寻求删减部分,或者可能猜测它。第一种选择,接受枯竭模型,介绍治疗过程缓慢和繁琐的难度,治疗师的全部责任是恢复当事人的删减部分。我们不主张在这个过程中不可能的改变,但需要一个较长的时间。第二种选择,是治疗师寻求在语言中的删减部分:

C:我害怕。

T:怕什么?

要么是当事人在他的模型中提供的材料已被删减和治疗师对这一模型有更加完整的理解,要么是从当事人的言语表达中删减部分,同时也在他的模型中有所删减。在当事人开始填充删减部分和积极投入到自我发觉过程中时——通过扩展他们的世界模型来扩展他们自己,自我发觉与改变就产生了。

治疗师还有第三种选择——从长期经验中对于删减部分有自己的直觉。

---

② 我们都明白,这里讨论的三个选项并没有穷尽所有逻辑、事实或实际的可能性。例如,治疗师可以完全忽视当事人目前的表层结构。我们讨论的治疗师的三类反应在我们看来似乎是讨论得最频繁的。

他们可以选择解释或猜测删减部分。我们对于该选择并无异议。然而,任何形式的解释或猜测可能都是不准确的。在我们的后设模型中包含对当事人的保护。当事人通过治疗师的语句去尝试解释或猜测,这些语句包含了相关素材并且借治疗师的直觉检查它是否适合,也就是治疗师对世界模型准确的再现。例如,治疗师可能有一种强烈的直觉,当事人害怕他的父亲。治疗师的直觉可能是基于以前的治疗,或对当事人特定身体姿势的识别,或看到当事人在其父亲到来时的动作。在这种情况下,该对话为:

C:我害怕。

T:我希望你能试着说这些,看看它是否适合你:"父亲让我害怕。"

治疗师要求当事人在这里做什么,也就是说表层结构中包含的他的猜测或解释,看看它是否适合当事人深层结构的充分再现。[③] 如果这种新的表层结构包含了治疗师关于当事人的原始表层结构,且删减部分适合当事人模型的直觉,他将表现为一定的一致性或认同。如果不是,该后设模型技术可引导素材删减的再现,这实际上适合当事人的模型。当事人完整性的保护需要治疗师对当事人状态具有敏感性,通过当事人的言语判断治疗师的诊断设计是否准确以及是否适合当事人。

治疗师必须去发掘已经被广泛认识的当事人的完整性。波尔斯特(1973,68页)评论:

> 没有精确的衡量标准以标识个人情感吸收和表达的爆发范围,但有一个基本的保障——不强迫或引诱他进入很大程度上没创立的行为。

一般来说,一系列特殊有效的治疗模式与发现"压抑"或者当事人删减部分相关联。因此,具体地说,掌握这项技术的第一步就是要学会识别模式

[③] 在第六章,根据一致性技术我们将回归这个技术。在这里简单地说,当事人通过说出的表层结构调出深层结构。如果表层结构与深层结构相对应适合他的模型(他的模型是一致的),当事人会经历一些认知。

中的删减部分,特别是识别语言删减的发生。表层结构中的删减部分是通过删除转换语法省略的。恢复丢失的素材是使描述更加完整——深层结构。

扭曲:过程→事件

人们变得僵化的一个原因是,把一个持续的过程转换成事件。事件是发生在某个时间点并已经结束。一旦发生,其结果就是固定的,无法改变。④ 从某种意义上说,当事人在事件的过程描述中失去掌控,以此方式描述他们的经验是困难的。语言学家为过程转化为事件确定了语言机制,这就是所谓的名词化(在最后一章讨论)。治疗师有能力挑战当事人模式的扭曲部分,这些扭曲部分涉及把过程表述成事件,需要治疗师能够识别出当事人表层结构中的名词化过程。这可以通过检查当事人的表层结构而实现(检查每个句子中的非动词),问自己是否可以想出一个动词或形容词与外观/声音和意义与它密切相关(第4章详细介绍)。例如,作为当事人讨论一些他生命中持续的过程(他决定避免面对他人谈论某事的持续过程),他可能在表层结构表述这个过程——用词组"我的决定"进行造句:

我真后悔我的决定。

治疗师通过同义的外观/声音、意义来检查扭曲、识别名词"决定"有个过程动词"决定",这就是名词化。

治疗师的任务是帮助当事人把模式中所表述封闭、完成的事件,变为一

---

④ 第二章以及书的其余部分采用了标准的语言哲学观点,即表层结构上相对应的名词和动词。深层结构的名词化结果是:过程表象变换为事件。一个更激进的观点是,用标准语言分析表层结构名词,通过一个事件的过程的表象不对应动词的深层结构。这种观点认为,名词"椅子"是一个事件的表象,实际上经历知觉、操纵等过程,具有时空坐标系。深层结构经验之间的不同表述为动词部分,而这些名词所表述的本质是不同的,"椅子"这个词变换缓慢而且不合乎语法,而"会议"变化更加迅速和显著。

个持续的过程,当事人就会受到影响。例如,治疗师会问当事人对他的决定感觉如何。当当事人回应说不满意时,治疗师会问是什么阻止他重新考虑他的决定。当事人回应,治疗师继续应用后设模型技术。这里,治疗师的工作是把事件与过程联系起来。

治疗师可能使用的另一个具挑战性的方法是:

你做出了决定,但并没有什么可以用来改变你的决定!

然后,当事人会回应治疗师可能会用的表层结构,伴随后设模型,在治疗中作为下一步引导改变的一个向导。

该系统运用这两种技术:

(a)从来自深层结构中的删减转换语法恢复部分删减。

(b)名词化转换回过程词——这一过程来自深层结构。

产生出更完善的当事人模型的表述——语言深层结构来自当事人最初的口语表达,或者表层结构。这一过程涉及当事人删除部分填补和把事件转换回过程,从而拉开改变的进程。

深层结构,是当事人的经验最充分的语言表述。它们可能在许多方面与个人的经验不同。这是人类模型过程的三个共同特点:删减、扭曲和概括。这是人类模型的通用过程——人们创造表述经验的方式。

表述于语言转换模式中的直觉是这三项原则的特殊情况;例如,没有表达主题的句子或表层结构示范删减过程。开发当事人已有模型的详细过程,恢复删减部分,表述与其资源相联结——这是最完整的表象。在表层结构下,其资源和最完整表象为深层结构。在深层结构下,当事人的经验是源于表象。深层结构是最充分的语言表达,它来自更全面、更丰富的当事人经验的总和。⑤ 毫无疑问,人类从穷竭的表层结构到完整的语言表象(深层结构),给了我们一个系统方式协助当事人。

---

⑤ 第六章根据参考标题结构,我们回归系统考虑这个问题——当事人经验总和——从根源中推导出完整的语言表述。

深层结构与超越

正如我们一再指出的那样,在治疗中,当事人希望找回自己并助其改变。通常他们会觉得自己没有足够的选择,无法进行其行为以外的事。然而,无论在我们看来多奇怪的行为,在他们的世界模型看来都是讲得通的。

治疗师可以成功干预当事人修复其深层结构——完整的语言表象。接下来,我们将用这种方式去完善深层结构。治疗师在这一点上有所选择。其基本原理是人们最终的痛苦,不是因为世界无法满足他们的需求,而是因为他们对世界表象的穷竭。相应地,治疗师采用策略以某种方式联结当事人与世界,给予当事人更丰富的选择。也就是说,由于当事人通过创造穷竭世界的表象而经历痛苦,忘记了表象并不是客观世界。万一当事人的行为在某种程度上与模型不一致,治疗师将协助当事人进行改变,从而完善他的模型。有多种方式实现这一点,其中许多已被详细描述。感官通道的重要性是,揭示家庭系统压力反应模型、童年创伤反应,治疗实施双向束缚——所有典型案例的心理治疗方式都是挑战穷竭模型。无论是学派疗法还是其他典型的治疗形式,要取得成功都涉及两个典型特点:

(1)语言模型的大量交流;⑥

(2)当事人世界模型/表象的转变。

我们提供的后设模型直接关系到治疗的成功。语言既是一种表象系统,也是沟通或表述我们对世界看法的手段。通过经验交流的过程与创造我们的经验的过程是相同的。以这种方式,深层结构从表层结构中完整恢复,相

---

⑥ 极限情况下的物理疗法(例如,Rolfing、Bioenergetics、Shiatsu,等等)强调了工作系统中的物理表述,即人们通过其身体姿势、动作、肌肉收缩等表述他们的经验。第六章我们将回归这一话题。在这种极限情况下,治疗师和当事人相互交谈。

应地揭示了当事人完整的语言世界模型；当事人的深层结构对于当事人完整的语言表象是一种直接挑战。同样的工具/技术同时适用于这两者。

人们穷竭世界的表象的过程与他们穷竭表述世界的表象的过程是相同的。人们为自己创造了疼痛。通过这些，他们创造了一个困难模式。我们的后设模型提供了一种特殊的方法以挑战这些相同的过程，丰富他们的模式。首先，该后设模型从表层结构转移到深层结构的指定过程。从表层结构移动到深层结构的完整过程不仅提供给治疗师一个准确的当事人模式映像，实际上，在此过程中当事人根据治疗师的要求扩大了模式，以试图恢复删减部分。其次，提供一个格式挑战深层结构，并与人的经验重新联结，从而做出可能的改变。

恢复当事人语言的世界模型，治疗师现在可以选择任何一个或多个他认为极为有用的治疗技术。例如，治疗师选择着重于双重束缚治疗（Haley，1973）或者用一个特定技术（Perls，1973），在变化过程中加以协助或通过纯粹的口头工作继续挑战当事人模式。在这些情况下，语言是一种参与形式。治疗的有效性与丰富的后设模型密切联系在一起，他有众多选择并与技术相结合。我们将这项工作的重点放在口语上，而不是非语言技巧上。这样做有两个原因：

（1）口头交流是各种沟通治疗风格的一种重要形式；

（2）我们已经明确地开发出了一种自然语言模式。

后面章节将详细展示我们在语法转换模式中创建的后设模型，它可以推广到沟通模式中的非语言系统。[7]

---

[7] 这是第六章和《神奇的结构2》的重点。

挑战深层结构

治疗师挑战深层结构相当于要求当事人结合经验、调动资源,重新联结他的语言模型与经验。换句话说,治疗师挑战当事人假设,这个前提是其语言模型是现实的。

挑战概括化

当事人模型受到抑制、经验受到穷竭的一个重要原因是概括化。相应地,深层结构表述了该模式穷竭部分包含单词和短语,没有不完全确定的参考名词和动词。

浊中出清——名词/自变量

当恢复当事人深层结构中的删除部分,其经验模式可能会变得更加完整,但也可能仍然不明朗,没有重点。⑧

当事人说:
C:我害怕。
T:怕什么?
C:人。

---

⑧ 实际上,第二章讨论的是删减转变的类型,结果每个自由删减的情况是一个深层结构中名词参数的删减,而没有参考指标。

在这一点上,治疗师要么有良好的直觉指导下一步做什么,要么可以使用我们开发的后设模型作为指导。口语表达(和表述模型)部分有明确的方式来检查无参考索引的名词参数。治疗师还有三个基本选择:接受无重点模型,问一个关于重点模型的问题,或猜测什么是重点模型。通过治疗师进行选择,共同目的是恢复模型中的删减部分。如果治疗师选择询问丢失的参考索引,他只是说:

谁是特别的(让你害怕)?

另一方面,如果治疗师有关于无参考索引的名词词组的直觉,他可以加以猜测。在这个例子中,如果治疗师选择猜测以维护当事人的完整,可用相同的方法。

C:我害怕。

T:怕什么?

C:人。

治疗师决定去猜测是谁让当事人特别害怕。我们建议有保障措施,治疗师要求当事人说出包含治疗师猜测的表层结构。

T:我希望你能试着说这个,看看是否适合你:"父亲让我害怕。"

当事人现在结合猜测或解释说出表层结构,并明确是否符合他的模型。另外一个例子,治疗师进行回应——通过要求当事人联结概括化与他的特殊经验——通过要求参考索引挑战当事人概括化。对此,治疗师理解当事人模型的进程的下一步是对名词参数的挑战,它们没有参考索引。

在当事人模式中,"人"这个词指的不是一个具体的人或团体。当事人提供在口头表述中丢失的参考索引,因此治疗师更集中于对模型的理解,参考指标也可能在当事人模型中进行删减。如果当事人模型并无重点部分,治疗师允许当事人努力澄清他的这一模型,并更多地参与这一过程。

请注意当事人可能会产生一些答复,如"谁恨我"、"我一直以为所有人都是我的朋友"、"我认识的每个人"、"我的家庭",都没有参考索引——他

们是故意地、无扩充地说明人们的经验。⑨ 他们表述概括化,依旧不与当事人经验相联结。通过询问,治疗师继续挑战这些表述:

具体是谁?

直到他们从当事人口头表达中得到一个参考索引。最后,当事人回应:

父亲让我害怕。

治疗师要求的完整深层结构表述,包含参考索引的词语或短语,要求当事人重新联结他的概括化与过去的经验。接下来,治疗师自问自己头脑中当事人模型的过程是否清晰和重点突出。

浊中出清——动词/过程词

口头表达中的两个名词:

父亲让我害怕。

参考索引(父亲和我)。然而,表述的过程词或动词,给予我们非清晰准确的过程。我们知道当事人害怕他的父亲,但如何怕,他害怕父亲不是完整的表述——具体来说是害怕他什么。治疗师要求当事人通过问题集中想象:

你父亲怎样令你害怕?

这个也要求治疗师联结当事人的概括化与他过去的经验。当事人回答这个问题是一种新的表层结构,治疗师现在检查表层结构的完整性和准确性,问自己是否所有完整的深层结构的表述都反映于表层结构。治疗师继

---

⑨ 内涵—外延的区别是从逻辑中借来的。其外延定义为列举出简单的、特殊的清单而通过一个规则或程序指定对内涵的定义;这是成员和非成员的集合。例如,住在得克萨斯州奥佐纳的所有人高度都在六英尺以上,可以给出一个外延的人员名单范围。实际上,住在得克萨斯州奥佐纳的人都比六英尺高,这是一个规则确定的内涵。例如:(a)得克萨斯州奥佐纳的在册居民;(b)在列表中找到并确定每个人的身高是否高于六英尺。现代语意学之父科尔兹布斯基(Korzybski,1933;第一章)对这种区分有一个有趣的讨论。注意,一般来说,由于没有故意设置参考指标,列表或一个指定的外延均有参考意义。

续检查当事人概括的表层结构,恢复深层结构并挑战概括化的深层结构,概括化的深层结构使模型无重点且不完全确定,直到治疗师使当事人的模型过程清晰。

挑战删减

当人类创造出语言世界模型,他们一定选择并代表着世界的某些部分而不能选择代表其他的。⑩ 因此,语言表达的一个完整方式——深层结构——将与经验不同,它代表的是当事人完整世界经验的简化方式。正如我们以前说过,这种简化可以使模型变得很实用,或者它可能以这样的方式变得很穷竭,并创造了痛苦。该技术可用于治疗师协助恢复当事人部分缺失的经验。例如,在联合口语与非口语技术领域,当事人被要求角色模拟特殊的情境,从概括化到重生后,描述完整的经验——从而显现出他以前没有表述过的经验部分。这使当事人与他的经验重新联结并同时提供给治疗师有价值的内容,以及理解人们通常怎样表述他们的经历。而且,我们研究的目的是把重点放在语言技巧上。

治疗师的任务就是挑战没有作用的删减;删减引起的疼痛是因为它们与不可能的区域联结,比起那些区域,当事人从字面上看不到任何其他选择,这无法令人满意——这是痛苦的。典型地,当事人认为一个区域的穷竭删减已经发生,他的潜力是有限的——他似乎被封锁、卡住,注定要失败。

恢复完整语言表象的技巧是可以学习的,因为存在一个明确的表象(深层结构)与可进行比较的表层结构。这实质上是一个表象(表层结构)过程与深层结构派生的完整模型(深层结构)的比较。深层结构来自人们行为的

---

⑩ 通过定义,我们表述关于他们表述删减的一定模式。这种删减同时意味着它们的价值和危险性,第一章中有所讨论。

全部经验,可供本土语言者直觉。世界的经验提供给愿意去体验它的任何人。作为治疗师,我们确定当事人模型中删减某些选项,我们可以猜测我们自己或我们知道的某人在同样的情景会有类似的删减。

在这一点上,从当事人世界模型的经验中进行删减对治疗师来说往往是显而易见的,他们可能会提出建议/意见来改变处理问题的方式。我们很可能会接受治疗师提出的许多建议,因为我们的经验会引导这些改变,但是以我们的经验,建议或意见在当事人的删减模型中有差距,是无效的。这些删减具有穷竭当事人模型的力量,并且治疗师推荐的当事人可能经验的这些部分很明显不在模型中表述。典型地,由于从当事人模型中进行删减,他要么"抵抗",要么不听。因此,我们建议治疗师保留这些建议,直到当事人模型丰富到足以完成这个任务。

治疗师抑制建议和干涉当事人挑战他自己的模型,并创造他自己的解决方案的另外一个优势是,治疗师避免造成内容越陷越深且集中精力于引导当事人应对过程。就是说,治疗师用他的后设模型直接操作于当事人的穷竭模型。

我们已经确定了若干问题,这对帮助当事人拓展他的模型非常有用。在当事人限制他们的模型时,他们经常这样说:

我不能相信别人。

让我相信别人是不可能的。

作为治疗师,我们知道不管是我们能够信任他人,还是我们知道谁在成功地信任他人,我们都知道世界是丰富多彩的,足以让当事人信任他人,只是他们的模型阻止了这样做。对我们来说,问题就变成:为什么有些人能够相信他人,而我们的当事人不能?我们直接询问当事人,去解释造成这种差异的可能情况。也就是说,我们要问:

究竟是什么阻止你信任别人?

或

如果你信任别人会发生什么?

当事人用一个完整的答案回应这个问题将恢复部分删减材料。当然,他会回应一些表层结构。治疗师用工具评估这些口头回应——深层结构的恢复过程,聚焦在过程中不清晰的部分。这些相同的工具有助于治疗师协助当事人通过重新联结他的经验进行改变。治疗师有一个目标,即使用后设模型技术获得清晰全面的当事人模型的过程,从而在当事人的痛苦区域中有丰富的选择。问题的使用:

什么阻止你……?

以这种方法重新联结当事人与他的经验是至关重要的,这是以前的删减,因此不能在他的模型上进行表述。

扭曲

扭曲,指当事人表述的模型在某些方面扭曲,这限制了他的行动能力,并增加了他的疼痛潜力。有多种方式使深层结构在世界中被扭曲,并以这样的一种方式创造痛苦。

语法规范化

有一种方法通过在人们的控制范围内分出他们的控制责任使人们扭曲他们的模型,并创造自我痛苦。语言学家发现某些表达的病态形式,例如:

乔治强迫玛丽重114斤。

他们概括化的是,人们无法合理地被说成在他们的自主控制内去引导他人做某事。我们已经概括了语义病句,例如:

丈夫让我疯了。

治疗师可以识别这个句子的结构:

某人让某人有某情绪。

当第一个人（句子主语）与体验愤怒的人区别开来，这句话有语义病构，是不被接受的。语义病构这种句子类型的产生，是因为一个人不可能创造另一人的情绪，因此我们不接受这种形式的句子。事实上，这类型的句子识别出情境中第一个人做出一些行为，第二个人通过某种感觉做出回应。这里的关键是，尽管这两个事件接连发生，但均没有行为的必然联系。因此，这种类型的句子确定了一种模式，当事人分配他的情感或控制力给别人。行为本身并不会导致情感；相反，情绪是从不负责的经验模式中产生的反应，当事人可以加以控制。

在这一点上治疗师的任务是以某种方式挑战模式，协助当事人为他们的回应承担责任。这可以在很多方面完成。治疗师可能会问，是否她会在丈夫做什么时变得愤怒。这一点上治疗师有很多选择。例如，如果当事人认为当丈夫做些什么时她总是觉得愤怒，治疗师可能会询问具体而言是什么使她生气。另一方面，如果当事人承认有时丈夫做事时她并不生气，治疗师会向她确认这之间的不同之处。我们将在未来两章叙述这项技巧。

同样，这些技巧将允许治疗师重新联结当事人与其经验，并解开限制性扭曲。

假设

对于治疗师来说，当事人首次出现奇特行为或奇特表述是有意义的。要对当事人模型有一个清晰的认识就要理解他们的行为或状态所展现的意义。这相当于确定当事人在他的世界模型中设立假设。对模型中的假设进行语义地呈现作为当事人句子的假设。假设是当事人的有意义陈述，是必然真实的（不真实，但要有意义）。治疗师所用的短切方式，是用穷竭模型来识别句子中的假设。当事人陈述：

我知道我的妻子不爱我。

治疗师可以通过识别假设做出回应,并通过把表层结构的假设带到明处检查而直接挑战它。为了了解这句话,治疗师必须接受的假设是:

她的丈夫不爱她。

有一个简单的测试,是测试假设。治疗师采取表层结构并形成一个与之前相同的新句子,除了一个否定词联结它的第一个动词——在这种情况下:

我不知道我的丈夫不爱我。

那么,治疗师简单地问他自己是否为了使这个新的句子有意义,同样的句子必须是真实的。任何句子都必须确保当事人的陈述和新陈述的真实性,而且其旧陈述加上否定词后理解出来是一个假设。因为他们没有广泛地思考,因此假设是特别隐匿的。他们识别模型中一些基本的组织原则因素而限制了当事人的经验。

一旦治疗师确定了当事人陈述的假设,他可能通过我们在删减部分已经确定的技术直接进行挑战。

摘要

治疗时,在某种程度上涉及当事人模型,无论其形式如何,是否成功,都允许当事人在行为上有更多选择。而我们已提出的后设模型方法在当事人丰富的世界模型中是有效的——这需要在某些方面当事人模型是新的。重要的是,他的这个新模型的一部分被牢固联结于他的经验。为了确保这一点,当事人必须切身练习,熟悉并体验他的新选择。大多数治疗方法已经制定了具体的技术以实现这个目标,例如心理剧、家庭作业、任务等。这些技术的目的是为了把当事人模型的新方向整合到他的经验中去。

概述

　　成功的治疗方式涉及改变。后设模型改变自语言转换模式,提供了一个详细的方式以了解和改变当事人的穷竭模型。理解后设模型有效性的一个方式是采取完整的格式。作为以英语为母语的人,我们可以持续对几个词组加以区分。也就是说,我们可以直观地区分什么是完整格式的英语和什么不是。治疗师应用这一套句组形成了良好的治疗效果,句子为:

　　(1)格式完整的英文句子;

　　(2)不包含转换删减或部分模型中未开发的删减,当事人经验无法抉择;

　　(3)不包含名词化(过程→事件);

　　(4)不包含字词或短语缺乏参考指标;

　　(5)不包含不完全确定动词;

　　(6)不包含部分模型中的假设,当事人经验无法抉择;

　　(7)不包含违反语义条件却格式完整的句子。

　　将这些条件良好的句子应用于当事人的表层结构,治疗师对于引导当事人模型转变有了明确的策略。适当使用这些语法条件进行治疗,治疗师以特定的治疗形式丰富了他们模型的独立性。虽然这套工具能够很大程度上增加任何形式的治疗效果,我们也都明白需要在治疗上准备很多,而不仅仅在数字系统(口语)上。数字系统是很重要的,而且我们需要提供一个明确的后设模型。数字通信神经系统与神经系统相同,能够生成人类行为的其他形式——诸如通讯系统、梦想等。这本书其余部分的目的是要完成两件事情:首先,熟练利用我们已经提出的后设模型;其次,向你展示如何将后设模型的一般过程推广到人类行为的其他形式。

| 第四章 |

成长和潜能的魔法咒语

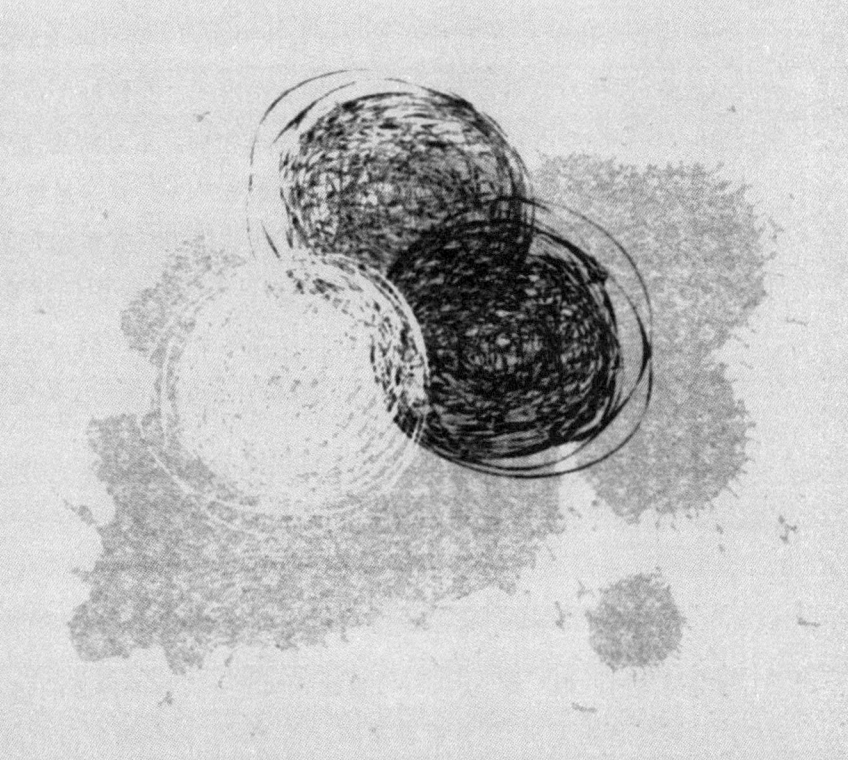

在上一章中，我们展示的是后设模型的疗法。后设模型建立在自身已有的直觉之上，这种直觉的运用就像你运用自己本土的语言一样自如。尽管如此，这个源于语言学的技术对你来说可能有些陌生。本章设计展示了一些资料，让你了解你自己，明确具体地告诉你怎样运用后设模型。我们认识到，要使我们能够掌握它，和其他任何新工具一样，需要集中注意力。这一章让每位希望把后设模型运用到自己技巧中的治疗师，可以在感受交流小组的过程中运用后设模型的理论和资料来实践工作。这样，你就可以让自己更加敏感，能够听出和感受交流小组中口语交流的结构，进而使你的直觉变得敏锐。

我们将要向你展示的，同时也是你将要认识和实践的这些多样的具体的语言学现象，都是人类语言系统中的三种通用模式。介绍每个具体的语言学现象时，我们会提出它们——概括化、删减和扭曲。重点需要你从和当事人的交流中学习并获得。这种交流在治疗过程中已经形成完整的句子结构。作为本土话语者，你能够判断哪些句子在英语中是完整的句子。下面的一些例子可以加强你的发觉能力，去发现什么是治疗中已经形成的句子——完整组成英语句子的子集。我们将分为两步来展示这份资料：识别什么是治疗中已经完整的句子，以及当你发现治疗中的某个句子不完整时，你该怎么办。

练习 A

你能够像治疗师一样，从你可以理解到的当事人表面现象的暗示，来区分他们的表层结构表达，这是最有用的技巧之一。治疗师对他们的当事人的规划问题，不是一个新问题。而且，即使某个治疗师因为经验丰富能够理解到当事人所说的内容,也比当事人自己意识到的还多。同时,区分的能力也至关重要。如果当事人没能够说出一些让治疗师理解的东西,那只是从他的话语中忽略一些信息,或者只是可以暗示治疗师使用一些干涉技巧的信息。在任何场合,区分当事人提到"你"、"你自己"的能力至关重要。

作为一名治疗师,你能够理解当事人的表层结构的暗示,以及这个表层结构在字面上表达了什么,两者的不同之处源于你。"你"、"你自己"提供的元素可能适用,也可能不适用于当事人的模式。这里有一些方法能够确定你的供给是否适合当事人。你作为一名治疗师的技能,会随着你做这些区分的技能的增长而增长。接下来你做的是,阅读下面的句子,然后闭上你的眼睛,形成一个句子展现的视觉影像。

当事人:我很害怕!

现在检查你的影像。它会包括一些有关当事人的视觉描述和正在害怕的描述。描述任意两个影像的细节。比如,如果你提供了一些来自当事人害怕的表象,可能准确,也可能不准确。再试一次,然后阅读第二个表层结构。闭上你的眼睛,营造一个视觉影像。

当事人:玛丽伤害了我。

现在检查你的影像。它会包括一些某人(玛丽)的视觉描述和当事人的视觉描述。仔细看看你怎样来描述伤害的过程。"伤害"这个动词是一个非常模糊而且不具体的词。如果描述伤害的过程,你要仔细研究你的影像。或许你的脑海中会出现玛丽击打当事人身体的影像,又或者玛丽对当事人说了一些刻薄的话。你的脑海中可能会出现玛丽穿过当事人坐着的房间,没有和当事人说话。所有这些都是当事人的表层结构中可能出现的描述。你在每个动词的描述中加入了一些东西,形成你自己的影像。你有方法确定这些描述中哪些适用于当事人——你可以请当事人更加细节化"伤害"这个动词,请当事人演出玛丽伤害他的一个具体场景,等等。重要的是,区分你提供的和当事人描述的表象结构。

删减

识别删减的目的,是促进当事人重建一个对他的经历更加完整的描述。删减是去除原经历(世界)中的一部分的过程,或者去除完整的语言学描述(深层结构)。语言学过程中的删减是一个转换生成的过程——删减转换语法的结果——和删减的普遍模式现象的一个特例。其中,我们创造的模式随着事物细节方面的塑造而减少。深层结构是完整的语言学描述。当事人实际所说的,其所有的语言学模式或者述说深层结构的句子——这种描述是表层结构。作为英语的本土使用者,治疗师应该有这样一种直觉来确定这个表层结构是否完全显示了深层结构。所以,对比表层结构和深层结构,治疗师能够确定丢失了什么信息。例如:

(1)我很困惑。

基本过程词是动词"困惑"。困惑这个动词隐含两个变量或者名词,例如在这个句子中:

(2)我被人们弄得很困惑。

因为动词"困惑"和两个变量名词(我和人们)出现在句子(2)中,治疗师能够得出结论,表层结构(1)源于深层结构,却不是深层结构的完整展现。在按部就班的格式中,这个过程可以如下列出提纲:

第一步:听当事人讲述的表层结构;

第二步:识别这个表层结构中的动词;

第三步:确定这个动词是否能够出现在一个更加完整的句子中——就是说,比原来的句子有更多的论点或者名词词组。

如果第二个句子比当事人讲述的原表层结构有更多存在争论的名词,原表层结构就不完整——深层结构的一部分被删减了。学习识别删减的第一步是辨认有删减出现的句子。所以,句子(3)是深层结构本质上的完全

展示:

(3)乔治把椅子弄坏了。

另一方面,句子(4)是深层结构没有完全展示的例子:

(4)椅子被弄坏了。

下列句子包含了一些完整的表层结构(没有删减)和一些不完整的表层结构(出现了删减)。你的任务是辨别下列哪些表层结构是完整的,哪些是包含删减的。记住,由你决定删减是否出现——其中有些句子的结构在治疗上可能是错误的,而不是删减。附加的习题将会给你一些练习,改正使这些句子在治疗结构上出现的错误。

(5)我感到幸福。　　　　　　　　　不完整

(6)我对继续此事很感兴趣。　　　　完整

(7)爸爸生气了。　　　　　　　　　不完整

(8)这个习题很无聊。　　　　　　　不完整

(9)我对那件事很生气。　　　　　　完整

下列句子全都由不完整的表层结构组成。你要找到和每个句子对应的、包含相同的过程词或者动词的更加完整的另一个句子,也就是说,有更多的名词词组或者论点。每个不完整的句子旁边,我们提供了一个应用同一动词的更加完整的版本。我们建议你遮住我们提供的这个更加完整的版本,在看我们提供的这个版本之前,在纸上写出你自己认为的一个更加完整的版本。

例如,对于这个表层结构:

(10)我被吓坏了。

一个更加完整的版本可以是:

(11)我被人们吓坏了。

或者另一个可能的表层结构:

(12)我被蜘蛛吓坏了。

当然,重点不是去试着猜我们碰巧描述哪种更完整的版本,而是让你自

己去体验找到不完整表层结构的更加完整的版本。

（13）我有一个疑问。　　　　　　我对人们有一个疑问。

（14）你很激动。　　　　　　　　在这里你很激动。

（15）我很难过。　　　　　　　　我对妈妈的事很难过。

（16）我受够了。　　　　　　　　我受够你了。

（17）你真让人烦。　　　　　　　你烦扰我了。

下面一组句子的表层结构由包含一个以上的动词和没有删减、一个或者两个删减组成。你的任务是确定删减是否出现，如果出现了，出现了多少。记得分别检查每个动词，因为每个动词都可能独立地与删减关联。

例如：

（18）我不知道说什么。

有一个删减和动词"说"关联（对谁说）。

（19）我说过我会试一试。

有两个删减，一个和动词"说"关联（对谁说），一个和动词"试"关联（试什么）。

（20）我和一个无趣的男士交谈。

两个删减：一个和"交谈"关联，一个和"无趣"关联。

（21）我希望见见我的父母。

没有删减。

（22）我想听。

一个删减：和"听"关联。

（23）我丈夫声称他被吓到了。

两个删减：一个和"声称"关联，一个和"被吓到"关联。

（24）我大笑，然后离开了家。

一个删减：和"大笑"关联。

下面每个表层结构中都至少有一个删减。为每个表层结构找出一个更加完整的版本。

（25）你一直说话,好像疯了一样。

你一直和我说话,好像你为某人发疯了一样。

（26）我兄弟发誓父母对付不了。

我兄弟对我发誓,父母对付不了他。

（27）大家都知道你赢不了。

大家都知道你赢不到你需要的。

（28）交流对我来说挺困难。

我与你交流我希望改变自己的愿望,这对我来说挺困难。

（29）逃跑没有任何帮助。

我从家逃跑对我没有任何帮助。

深层结构过程词可能出现在表层结构的一种方式是,以形容词出现修饰名词。为了使这种情况出现,删减必然出现。例如:

（30）我不喜欢难以捉摸的人。

这个句子包含形容词"难以捉摸的"。另一个和最后这个句子紧密相关的表层结构是:①

（31）我不喜欢那些人,他们难以捉摸。

在这两个表层结构中,都有和单词"难以捉摸的"关联的删减(谁关于什么难以捉摸)。所以,一个更完整的版本是:

（32）我不喜欢让我难以捉摸他们想要什么的人。

在接下来的一组表层结构中,辨别删减并给每个句子提出一个更完整的

---

① 将表层结构(30)区别于表层结构(31)的普遍转换,在语言学上叫做相对从句的减少。(30)和(31)都源于相同的深层结构。

版本。

(33)我嘲笑那个恼人的人。
我嘲笑那个惹恼我的人。

(34)你总是愚蠢的典范。
对我来说,你总是愚蠢的典范。

(35)自以为是的人惹恼了我。
那些对药物自以为是的人惹恼了我。

(36)这封令人不快的信让我吃惊。
这封让我不高兴的信令我吃惊。

(37)让人不知所措的物价困扰了我。
让我不知所措的物价困扰了我。

练习识别表层结构中的删减的重点在于,你能够意识到以及你作为本土语者具有的敏锐的直觉,所以重点是意识到删减的出现。下一部分的设计是让你练习帮助当事人恢复被删减的素材。

怎样做

一旦治疗师识别出当事人描述的表层结构不完整,下一个任务就是帮助当事人恢复被删减的素材。我们意识到的最直接的方式是具体细问缺少了什么。例如,当事人说:

(38)我很不安。

治疗师识别出这个表层结构源于深层结构的一个不完整的展示。具体来说,它是深层结构的一个简化版本,它有表层结构更完整的展示形式:

(39)我对某人/某事很不安。

所以,恢复丢失的信息,治疗师问:

(40)你对谁/什么不安?

或者更加简单地问:

(41)对谁/什么?

在下面一组表层结构中,你的任务是系统地表达问题或提出删减信息的最直接的问题。我们已经提供了一些得出删减信息的问题种类的例子。我们再一次建议你遮住我们提供的问题,自己为每一个不完整的表层结构想出最合适的问题。

(42)我感高兴。	因为谁/什么感到高兴?
(43)我爸爸生气了。	对谁/什么生气?
(44)这个习题很无聊。	对谁来说无聊?
(45)我被吓到了。	被谁/什么吓到了?
(46)我有一个疑问。	一个关于谁/什么的疑问?
(47)我不知道做什么。	对谁/什么做?
(48)我说过我会试一试。	对谁说?试什么?
(49)我和一个无聊的男人交谈。	谈了什么?对谁/什么无聊?
(50)我想听。	想听谁/什么?
(51)我丈夫声称他被吓到了。	对谁声称?被谁/什么吓到?
(52)你一直说话,好像疯了一样。	对谁说话?对谁/什么发疯?
(53)我兄弟发誓父母对付不了。	对谁发誓?对付不了谁/什么?
(54)交流对我来说挺困难。	谁的交流?交流什么?和谁交流?
(55)逃跑没有帮助。	谁逃跑?从谁/什么那里逃跑?
(56)我不喜欢难以捉摸的人。	哪方面难以捉摸?对谁来说难以捉摸?
(57)我嘲笑那个恼人的人。	那个人使谁恼怒?
(58)你总是愚蠢的典范。	向谁展现?谁认为愚蠢?

(59) 自以为是的人惹恼了我。　　　对什么自以为是？

(60) 这封令人不快的信让我吃惊。　　这封信让谁不高兴？

(61) 让人不知所措的物价困扰了我。　谁不知所措？

删减的一些特例

我们已经识别了三类删减的特例。之所以特殊，是因为我们在治疗中经常遇到，而且它们所具有的表层结构的形式能够直接被识别出来。

第一类：真正对比的是什么？

我们希望识别的删减的第一个特殊分类包括比较级和最高级。具体来说，深层结构删减的部分是比较级或最高级结构的其中一项。英语中，比较级和最高级有两种形式。

(A) 形容词后面加"er"

　　例如：faster 更快, better 更好, smarter 更聪明

　　形容词后面加"est"

　　例如：fastest 最快, best 最好, smartest 最聪明

或者

(B) 形容词前面加"more/less"

　　例如：more interesting 更有趣, more important 更重要, less intelligent 比别人没才能

　　形容词前面加"most/least"

　　例如：most interesting 最有趣, most important 最重要, least intelligent 最没有才能

比较级，顾名思义，包括互相对比的（最低限度地）两个不同的事物。例如：

(62)她对我来说,比我的妈妈好。

包括相互对比的两个事物(她和我的妈妈)。我们定义的表层结构的种类,包括对比结构中一项的删减,例如:

(63)她对我更好。

这里对比的一项被删减。这种删减也出现在下面的表层结构中:

(64)她对我来说是一个更好的女人。

这里形容词的比较级出现在它所修饰的名词前面。

下面两个例子中出现的是带"more"的比较级形式:

(65)她对我来说更有趣。

(66)她对我来说是一个更有趣的女人。

比较级其中的一项又一次被删减了。在最高级的案例中,某个范围中的一个成员被选出来当做最具特征的,或者这个范围中最有价值的。例如:

(67)她是最好的。

(68)她是最有趣的。

没有提到"她"被选出的范围。

下面的表层结构的例句包含比较级其中一项的删减或最高级参照范围的删减。这些例句可以帮助你提高识别这种删减的能力。

(69)她最困难。

(70)他选择了最好的。

(71)那是困难最少的。

(72)她总是把更困难的工作留给我。

(73)我对更高兴的人们感到愤怒。

(74)更有进取心的人才能获得他们想要的。

(75)最好的答案总是更难找到。

(76)我从来没有见过比他更有趣的人。

处理这种删减,治疗师可以用两个简单的问题来恢复被删减的信息:

对于比较级：

形容词比较级，加上"和什么相比"。例如，和什么相比更有进取心？或者比什么更加有趣？

对于最高级：

最高级，加上"和什么关联"。例如，关于什么是最好的答案？关于什么是最困难的？

在按部就班的格式中，这个过程是这样的：

第一步：倾听当事人的讲述，检查当事人的表层结构是否出现比较级和最高级结构的语法标记；例如，形容词加上"er"，"more/less"加上形容词，形容词加上"est"，"most/least"加上形容词。

第二步：在当事人的表层结构中出现比较级的案例中，确认是否互相对比的两项都出现了；在最高级的案例中，确认参照系是否出现。

第三步：对于每个被删减的部分，用上面建议的问题来恢复丢失的信息。

第二类：清楚地和明显地

第二类特殊的删减以"ly"副词在当事人描述的表层结构中出现来判断。例如，当事人说：

(77) 很明显，父母不喜欢我。

  Obviously, my parents dislike me.

或者

(78) 父母明显不喜欢我。

  My parents obviously dislike me.

注意这些表层结构能够用下面的句子进行释义：

(79) 这是很明显的，父母不喜欢我。

  It is obvious that my parents dislike me.

一旦可以变成这种形式，治疗师能够很容易断定深层结构中哪部分被删减了。特别是在下面的例子中，治疗师问：

（80）对谁来说这是很明显的？

以 ly 结尾的表层结构副词经常造成深层结构过程词或者动词对象的删减。治疗师可以用释义测试来开发他辨认这些副词的直觉。我们提供的测试是，当你遇见一个以"ly"结尾的副词，试着用下面的方式释义它所处的这个句子：

（a）从表层结构副词中删除"ly"，并把它放在你造的新表层结构的前面。

（b）在之前的副词前面加上短语"it is"。

（c）问问你自己这个新的表层结构是否和当事人原来的表层结构意思一样。

如果这个新的句子和当事人原来的表层结构同义，那么这个副词就源于一个深层结构动词，就出现了删减。现在，把应用在恢复丢失信息中的原理应用在这个新的表层结构上，完整的深层结构就能够恢复再现了。

在下面的表层结构中，判断其中哪个包含源于深层结构动词的副词。

（81）很不幸，你在我生日那天忘记给我打电话了。

=不幸的是，你在我生日那天忘记给我打电话了。

Unfortunately, you forgot to call me on my birthday.

=It is unfortunate that you forgot to call me on my birthday.

（82）我很快离开了那场争吵。≠很快地，我离开了那场争吵。

I quickly left the argument. ≠ It is quick that left the argument.

（83）爸爸竟然令人吃惊地对自己喝酒的事撒谎。

=爸爸对自己喝酒的事撒谎，这让人吃惊。

Surprisingly, my father lied about his drinking.

=It is surprising for my father to lie about his drinking.

（84）慢慢地，她开始哭了。≠她开始哭了，这是慢的。

She slowly started to cry. ≠ It is slow that she started to cry.

（85）他们痛苦地制止了我的问题。=他们制止了我的问题，这很痛苦。

They painfully avoided my questions. = It is painful that they avoided my questions.

一旦治疗师通过释义当事人的原表层结构确定这个副词源于深层结构动词,他可以应用这个方法来恢复被删减的信息成为表层结构释义。在按部就班的过程中,治疗师可以通过以下步骤来处理这个删减的特殊分类:

第一步:听当事人讲述的表层结构中是否有"ly"副词。

第二步:把释义测试应用于每个"ly"副词。

第三步:如果释义测试有效,检查新的表层结构。

第四步:应用常规方法恢复被删减的信息。

第三类:语态操作者

第三类特殊的删减对于恢复被删减信息尤为重要,包括从在当事人经历中丢失的信息到他完整的语言学描述中丢失的信息——深层结构。这些表层结构常常包括当事人在他们的模式中发掘的规则或者概论。例如:

(86)我不得不考虑其他人的感受。

或者

(87)每个人都必须考虑其他人的感受。

或者

(88)考虑其他人的感受是很有必要的。

基于我们已经展示的原理和练习(例如,对谁/什么的感受?),你能够识别出这些表层结构中的一些删减。然而,这里我们想要把你的注意力引向更大规模的删减。这些表层结构声称一些事情必然发生——它们立刻暗示我们这个问题:"不然会怎样?"换句话说,对我们来说,作为治疗师,要清楚地理解当事人的模式,我们必须知道当事人没能完成表层结构所声称的有必要的事情的后果。我们用一个逻辑公式来理解这类表层结构:

句子1或者句子2是有必要的(It is necessary that S1 or S2)。

这里句子1(S1)是当事人的表层结构声称的有必要的事情,句子2(S2)

是如果句子1没有完成将会发生什么——没有完成句子1的后果或者结果——那么句子1和句子2是被删减的信息。因此,治疗师可以问:

(89)不然会发生什么?

或者,用一个更扩展的形式:

(90)如果你没能_____将会发生什么?

这里你在_____中替换当事人原表层结构的合适部分。具体细节用上面的例子,当事人说:

(91)每个人都必须考虑其他人的感受。

治疗师可以回应:

(92)不然会发生什么呢?

或者,更加完整地问:②

(93)如果你没有考虑其他人的感受会发生什么?

这些表层结构可以用逻辑学家称为"必须性"的语态操作者的出现来判断。它们在英语中以这些表面形式出现:

have to(不得不),例如I/You have to,我/你不得不……

One has to,每个人都不得不……

necessary(有必要的),例如It is necessary,……是有必要的

Necessarily,必要地……

should(应该),例如 One/You/l should,每个人/你/我应该……

must(必须),例如 I/You/one must,我/你/每个人必须……

---

② 注意:如果你无法照顾到其他人的感受时,会发生什么? 采用了一种重要的方式,区别源于以下句子的当事人表层结构:一个人应该要把他人的感受考虑在内。在当事人表层结构中,词语"一个人"作为动词"必须把……考虑在内"的主语名词出现。词语"一个人"没有参考索引。在形成这个问题时,治疗师将当事人表层结构的主语名词转变为一个具有参考索引的名词——具体来说,当事人即词语"你"。这种参考索引的转变将会在"概括化"这个章节中更详细地讲解。

治疗师可以把这些词当做线索词来辨认这类特殊的表层结构。在下面的例句中提一个问题，问表层结构声称是必需的事情没有完成的后果或者结果。我们在下列练习中用的是上面建议的两个问题模式。注意，并不是只有两个可能的问题模式，事实上任何回复被删减信息的问题都是恰当的。

（94）在公共场合，行为适当是很有必要的。

如果你在公共场合行为不适当，会发生什么？

（95）人人都应该认真对待他人。

如果你不认真对待他人，会发生什么？

（96）我必须不要陷得太深。

如果你陷得太深，会发生什么？

（97）人应该学会避免冲突。

如果你没有学会避免冲突，会发生什么？

这里有第二组重要的线索词，逻辑学家称为"可能性"的语态操作者。这些语态操作者也是典型地从当事人模式中识别规则和概论。③ 例如：

（98）同时爱上多个人是不可能的。

It's not possible to love more than one person at a time.

或者

（99）没有人能同时爱上多个人。

No one can love more than one person at a time.

或者

（100）一个人不可能同时爱上多个人。

---

③　我们将这两种模型的执行者作为单独的类型。然而，在逻辑系统中他们紧密联系在一起，从中我们借用了专门用语。比如，以下的等同性在逻辑上、心理学上都是成立的：

非（X）不可能＝必然的（X）

在英语中，这两种不同的表层结构具有逻辑等同性：

不担心是不可能的＝必然会担心

为了更好地呈现，我们将这两种类型分开。

One can't love more than one person at a time.

或者

(101)一个人不会同时爱上多个人。

One may not love more than one person at a time.

或者

(102)没有人能够同时爱上多个人。

No one is able to love more than one person at a time.

同样,基于你识别删减的经验,你能够找出这些源于深层结构展示的表层结构删减。然而,我们想要识别这些例子中从当事人的经历到深层结构展示中出现的删减。具体来说,听到这类表层结构,我们想问什么使当事人表层结构的声称是不可能的。换言之,我们用这个通用的逻辑公式来理解这些表层结构:句子1阻止句子2成为可能。句子2是当事人描述的不可能的表层结构断言,而句子1是丢失的信息。因此,治疗师可以问:

(103)什么使得＿＿＿＿不可能?

What makes ___ impossible?

或者

(104)什么阻止你＿＿＿＿?

What prevents you from ___?

或者

(105)什么阻挡你＿＿＿＿?

What blocks you from ___?

或者

(106)什么停止你＿＿＿＿?

What stops you from ___?

＿＿＿＿包含当事人描述的不可能的表层结构断言。具体来说,用上面的例句,治疗师可以这样问:

(107)什么使得你不可能同时爱多个人?

或者

(108)什么阻止你不能同时爱上多个人?

或者

(109)什么阻挡你同时爱上多个人?

或者

(110)什么使你停止同时爱上多个人?

这类表层结构用下列线索词和短语能够很容易被识别:

not possible(不可能),例如It's not possible,这不可能

can(能够),例如No one can,没人能够
　　　　　　　Nobody can,没人能够

may(可能),例如No one may,没人可能
　　　　　　　Nobody may,没人可能

can't(不能),例如I/You/One/People can't,我/你/每人/人们不能 able(能),例如No one is able,没人能
　　　　　　　Nobody is able,没人能

impossible(不可能),例如It's impossible,这不可能

unable(不能),例如I/You/One/People are unable,我/你/每人/人们不能

　　这些线索词出现在当事人描述的表层结构的识别规则或其概括的结论之中,和当事人模式局限的世界是一致的。这些局限常常和当事人的局限性选择或者不满意、受限制的选择经历相关。在接下来的一组表层结构中,给每个句子提一个能恢复被删减信息(当得到回答)的问题。

(111)不可能找到一个真正敏感的人。

　　　It's impossible to find someone who's really sensitive.

　　　是什么阻止你找到真正敏感的人?

(112)我不能理解妻子。

　　I can't understand my wife.

　　是什么阻止你理解妻子？

(113)我不能表达自己。

　　I am unable to express myself.

　　是什么阻止你表达自己？

(114)没人能理解我。

　　No one is able to understand me.

　　是什么阻止别人理解你？

识别和恢复这个删减范围的价值,对其的评价再高都不过分,因为它们直接包括部分当事人模式,其中他经历了受局限的选择。对此,按部就班的提纲如下：

第一步：听当事人讲述；检查当事人的表层结构是否有这部分提出的线索词和短语出现。

第二步：(a)如果"必须性"的语态操作者出现了,用当事人表层结构断言失效的删减结果的问题模式来问他；(b)如果"可能性"的语态操作者出现了,问删减的信息,是什么使当事人表层结构宣称不可能。

扭曲——名词化

语言学过程中的名词化,是一般模型曲解过程在自然语言系统中出现的一种方式。识别名词化的目的是,帮助当事人再次联系其语言学模式和不断前进、发展的动态生活过程。具体来说,动词名词化可以帮助当事人看到,他认为一件已经结束并且不受他控制的事情是一个可以改变、进行中的过程。语言学过程中的名词化是一个复杂的转换生成过程,借此深层结构中的过程词或者动词以一个事件词或者名词出现在表层结构中。动词名

化的第一步是识别它们。作为本土语言者的治疗师,可以凭借他们的直觉去断定,哪些表层结构的要素事实上是名词化。例如:

(115)我对回家的决定很后悔。

  I regret my decision to return home.

事件词或者名词"决定"就是名词化。这意味着在深层结构的展示中出现了一个过程词或者动词,在这个例子中是动词"决定"(decide)。

(116)我对想要决定回家很后悔。

  I regret that I´m deciding to return home.

不能在不破坏句子结构的情况下,用真正的名词在如下短语的空白处"一个进行中的_____"(an ongoing _____)。例如,真正的名词"椅子"、"风筝"、"台灯"、"蕨类植物"等,不能在不破坏句子结构的情况下使用——"进行中的椅子"、"进行中的风筝"等。然而,像名词"决定"、"结婚"、"失败"源于深层结构的动词是适用的。因此,治疗师可以训练他们利用这种简单测试的直觉。在按部就班的格式中,治疗师可以按如下步骤识别名词化:

第一步:听当事人描述表层结构。

第二步:对于表层结构中的每个非过程词或者动词的要素,问问自己,它是否描述了某个事件,这个事件事实上是存在于世界中一个过程,或者问问自己,是否有某个动词听起来/看起来像这个名词,并且意思相似。

第三步:测试事件词是否适用于这个动态框架的空白处,"一个进行中的_____"(an ongoing _____)。

对于当事人表层结构中出现的每个非动词,无论描述的是一个和过程相关的事件,还是你能找到一个动词和它在声音/样子/意思上相近,名词化都发生了。例如:

(117)他们照看自己孩子的失败之处没有被认识到。

  Their failure to see their own children received no recognition.

事件词"失败"(failure)和"认识"(recognition)都源于深层结构动词(进

行中的失败,进行中的认识)。

下面这个表层结构没有包含名词化：

(118)我冲到汽车前面。

在下面一组表层结构中,你简单判断哪些句子包含名词化。我们再一次建议你,在看我们提供的解释之前,自己判断每个表层结构。

(119)我的离婚是痛苦的。	1 名词化(离婚)
(120)我们的惊恐正在妨碍我们。	1 ……（惊恐）
(121)妻子的大笑引起了我的生气。	2 ……（大笑,生气）
(122)你对离开这里的拒绝迫使了我的离开。	2 ……（拒绝,离开）
(123)你的观点是严重错误的。	1 ……（观点）
(124)你的推断造成了对我的伤害。	2 ……（推断,伤害）
(125)我的困惑有不让我轻松的倾向。	3 ……（困惑,倾向,轻松）
(126)我对你的问题感到愤怒。	1 ……（问题）
(127)我害怕你的脾气和帮助。	2 ……（脾气,帮助）
(128)他的直觉让人印象深刻。	1 ……（直觉）

在接下来的一组表层结构中,设计一个和它们紧密相关的表层结构,把名词化现象还原为一个正在进行的过程(an ongoing process),进而动词化每个名词化现象。例如：

(129)我对她反抗我的行为很吃惊。→ 我很吃惊,她在反抗我。

这里的重点不是你能否设计一个新的句子来匹配我们提出的句子,而是要提高你把一个名词化过程还原为一个正在进行的过程的能力。我们提供的句子只是例子。记住,无论是原表层结构还是被名词化的表层结构,在治疗上都需要进行完善,直到它们能够完全符合其他完善的环境。

我的离婚是痛苦的。	我的妻子和我离婚是痛苦的。
我们的惊恐正在妨碍我们。	我们在惊恐,这妨碍了我们。

妻子的大笑引起了我的生气。	妻子在大笑,这使我感到很生气。
你对离开这里的拒绝迫使了我的离开。	你拒绝离开迫使我得离开。
你的观点是严重错误的。	你的方式/你发表的观点是严重错误的。
你的推断造成了我的伤害。	你的方式/你发表的推断伤害了我。
我的困惑有不让我轻松的倾向。	我困惑的状态倾向于让我觉得不放心。
我对你的问题感到愤怒。	我对你问的问题/你问我问题的方式感到愤怒。
我害怕你的脾气和帮助。	我害怕你对我发脾气的方式和你帮助我的方式。
他的直觉让人印象深刻。	他对事情产生直觉的方式/他直觉到的东西让人印象深刻。

我们意识到,当遇到名词化的时候,我们有许多选择。我们可以选择直接向名词化提问,例如:

(130) 回家的决定困扰着我。

我们可以直接用下面的问题质疑当事人的观点,"这个决定"是不可改变或者推翻的,是源于当事人没有结合他自己的、既定的和结束的事件,

(131) 你能想到什么方法改变你的决定吗?

或者

（132）是什么阻止你改变你的决定呢？

或者

（133）如果你考虑后决定不回家，会怎么样？

在以上的每种情况下，治疗师的问题需要当时人的回应，包括他承担这个决定的责任。在任何情况下，治疗师的提问帮助当事人再次把他的世界语言模式和这里描述的正在进行的过程联结起来。

无论从心理学方面还是从语言学方面来看，名词化都是复杂的。我们的经验是，它们很少自行出现；而我们经常在含有违反一个或者多个其他完好形式的治疗情况中，遇见它们。因为我们已经列出一些删减的练习，我们现在要给你一组同时包含名词化和删减的表层结构。我们要求你同时识别名词化和删减，设计问题或者一系列问题把名词化还原为一个过程形式，并且问出被删减的信息。例如：

回家的决定困扰着我。

一个同时把名词化还原为一个过程形式，并且问出被删减的信息的问题是：

（134）谁决定回家？

我们再一次建议你，在看我们给的例子之前试着设计自己的问题。我们给出的问题的例子是有代表性的——我们建议在实践中，对于一条信息一次运用一系列问题。

（135）我的痛苦难以忍受。

你对谁/什么感到的痛苦让谁难以忍受？

（136）我的恐惧阻止了我。

你对谁/什么感到的恐惧阻止你干什么？

（137）我有希望。

你希望什么？

（138）我儿子的信仰使我担忧。

你儿子的什么信仰让你担忧？

(139) 你偏执的猜疑惹火了我。

对谁/什么偏执？你猜疑的是什么？

练习 B

在后设模型训练研讨会中，我们已经发现，对大家来说名词化是最难学会识别的现象，所以我们设计了下列练习。

按照下列句子构想一个视觉影像。在每个案例中，看看你是否能想象把非过程词或者非动词放到手推车(wheelbarrow)里。

我想制造一把椅子。

我想做一个决定。

注意第一个句子中所有的非动词（"我"、"椅子"）可以放进你头脑的手推车中。第二个句子就不是同样的情况了（"我"、"决定"）。"我"可以放入头脑的手推车中，但是"决定"不能。在接下来的几组句子中，运用同样的影像测试来训练自己识别名词化。

我很沮丧。
我有很多绿色的弹珠。

我在等信。
我期望得到帮助。

我只是太恐惧了。
我的衣服只是太大了。

我把书丢了。
我发脾气了。

我需要水。

我需要爱。

马吓到了我。

我被失败吓到了。

这种紧张的状态困扰着我。

那个脾气暴躁的人骚扰着我。

上面每对句子中至少出现了一个名词化现象。现在你可以用纯粹的语言学测试来检查你的影像测试是否正确,在名词化现象前面加上"一个正在进行的"(an ongoing)。如果一个词适用于语言学框架——一个正在进行的(an ongoing)——那么这个词就不适合放入你头脑的手推车中。

概括化

如何获得清晰的当事人模型图像

当人们创造他们的经历模型时所产生的普遍过程之一就是它的概括化。概括化也许会通过忽视细节和丰富他们的原始经历来弱化当事人模型。因此,概括化使他们无法区分能为他们提供更多的处理任一特殊情形的选择。同时,概括化将特定的不愉快经历扩大到受世界困扰的程度(一个不可逾越的障碍)。例如,将特定的不愉快经历"洛伊斯不喜欢我"放大为"女士们不喜欢我"。质问当事人概括化的目的是为了:

(1)将当事人的模型与其经历重新联系起来。

(2)减少那些从概括化到他能开始解决的某些确切的事情中产生的不

可逾越的障碍。

（3）确保在当事人的模型中展现了细节和丰富的经历,因此创造出基于不是很明显区别上的选择机会。

语言学上说,我们应该注意我们用来识别当事人模型中概括化的两种重要方式。同时,这些为我们提供了一种质问这些概括化的手段,就是以下两个过程:

（1）检查名词和事件词语的参考索引;
（2）检查详尽完整的动词和过程词语。

参考索引

治疗师决定当事人表达的表层结构是否与当事人的经历相联系的能力,对成功的治疗师至关重要。对于治疗师来说,决定这一能力的具体途径是,识别出当事人没有参考索引的表层结构中的词和短语。例如:

（140）人们欺骗我。

名词"人们"不具有指示索引,因此无法识别当事人经历中任何具体的事情。另一方面:

（141）父亲欺骗我。

包含的两个名词("父亲"和"我"),都具有能识别当事人模型中某些具体事物的参考索引。

再一次,渐进的步骤是可用的。

步骤1:听取当事人的表层结构,识别出每一个非过程词。

步骤2:对于每个词,问问自己它是否分辨出了一个特定的人或物。

如果这个词或者短语无法分辨出一个特定的人或物,那么治疗师已经识别出了当事人模型中的概括化。在以下的表层结构中,看看每个名词或短语是否有参考索引,以使其在治疗中结构完整。

(142)没有一个人注意到我所说的东西。

"没有一个人"和"东西"没有参考索引。

(143)我总是避免我感觉不舒服的情况发生。

"我感觉不舒服的情况"——没有索引。

(144)我喜欢友善的狗。

"友善的狗"——没有索引。

(145)我昨天看到我的婆婆。

所有名词都有索引。

(146)一个人应该尊重其他人的感受。

"一个人"和"其他人的"——没有索引。

(147)你知道,用这种方式看待她我们很难受。

"你"、"我们"和"这种方式"——没有索引。

(148)我们别陷进细节中去了。

"我们"和"细节"——没有索引。

(149)在这个房间里存在某种感觉。

"某种感觉"——没有索引。

(150)有时候,通过这种方式每个人都能感觉到。

"有时候"、"这种方式"和"每个人"——没有索引。

一旦治疗师明确了具有参考索引的词和短语,询问这些就变得十分简单。需要问的只有两个问题:

(151)具体来说,是谁?

(152)具体来说,是什么?

在通过回答这些问题来要求当事人提供参考索引时,当事人重新将他模型中的概括化与其经历联系起来。在接下来的表层结构中,构想出能获得缺失参考索引的合适的问题。

没有人注意到我所说的东西。
具体来说,是谁?是什么?

我总是避免让我感到不舒服的情形发生。
具体来说,是什么情形?

我喜欢友好的狗。
具体来说,是什么狗?

你知道,用这种方式看待她,我们也很难受。
具体来说,谁感到难受?具体来说,我们是谁?具体来说,是什么方式?具体来说,你是谁?

有时候,通过这种方式每个人都能感觉到。
具体来说,什么时间?具体来说,通过什么方式?具体来说,是谁?

有一个特别的案例,就是我们要强调某些不具有参考索引的词。具体来说,这是一组包含全称量词的词,比如"所有"、"每个"、"每一"、"任何"。全称量词与其他语言成分,比如否定成分——从来没有、没有地方、没有任何事、没有人,相结合的时候,会有一种不同的形式。全称量词以及包含它们的词和短语不具有参考索引。我们采用一种特殊的形式来质问全称量词和含有全称量词的词和短语。例如,之前表达的表层结构:

没有人注意到我所说的东西。

也许会遭到之前我们所说的质问:

(153)你是要告诉我根本就没有人注意到你吗?

这里我们所做的是在当事人原始表层结构中,通过语言的音质和插入额外的全称量词来夸大它,以强调当事人全称量词所描绘的概括化。这一质问明确和强调了当事人模型中的概括化。同时,这种质问形式询问了当事人是否存在他们概括化的例外。当事人概括化的例外开始于指定参考索引的过程中,确保了当事人模型里的细节和丰富的经历为解决必然性提供了多种选择。

当事人:没有人注意到我所说的东西。

治疗师:你是要告诉我根本就没有人注意到你吗?

当事人:好吧,并非如此。

治疗师:嗯,那么,具体来说,是谁没有注意你?

治疗师意识到,能通过多种方式来质问概括化。

(a)正如在全称量词部分提到的,通过将全称量词插入到表层结构中以强调言论普遍的自然性来质问概括化。现在,治疗师让当事人核查这一表层结构中与其经历相悖的新概括化的具体表现。例如:

当事人:没办法信任别人。

治疗师:那其他人也总是不可能去相信别人吗?

治疗师对概括化的质疑,其目的是为了将当事人的概括化重新与其经历联系起来。治疗师在质问当事人概括化的方式上还有其他选择。

(b)既然质问当事人概括化的目的是为了再次将当事人的表现同其经历结合起来,一种非常直接的质问就是,询问当事人是否有过与其自身概括化相悖的经历。例如:

当事人:没办法信任别人。

治疗师:那你有过信任某个人的经历吗?

(或者)你曾经信任过别人吗?

注意,语言学上来看,治疗师正在做一些事情:通过将参考索引从无索引(谓语"不可能"缺失的间接宾语[即,对谁而言不可能?]和动词"信任"缺失的主语)到包含当事人参考索引的语言形式(即,你)的转变,来将概括化与当事人经历进行比较。

（c）质问这种形式概括化的第三种方式是，询问当事人是否能想象出一个与概括化相悖的经历。

当事人：不可能信任别人。

治疗师：你可以想象出任何你能信任他人的情况吗？

（或者）你能幻想出一种你能够信任某人的情形吗？

一旦当事人想象或幻想出与概括化相悖的情形，治疗师也许会通过询问其经历和幻想之间的区别，或者询问什么东西阻碍他得到想象的事物，以协助当事人打开其模型中的这一部分。注意，这里最有效的技巧之一是将当事人与其当前经历结合起来。即，直接将概括化与正在进行的治疗过程进行比较。治疗师的回答也许是：

现在，在这种场合下，你信任我吗？

如果当事人的回答是积极的，那么就否定了他的概括化。如果他的回答是消极的，那其他所有技巧都是可用的。例如，询问在这个情形下是什么阻挠当事人信任治疗师的。

（d）在这个事例中，当事人无法幻想出与其概括化相悖的经历，治疗师也许会选择在他自己的模型中找寻一种与当事人概括化相悖的经历的情形。如果治疗师能找到一些足够普遍以至于当事人可能会有的经历，他也许会问那种经历是否与当事人的概括化相悖。

当事人：不可能信任别人。

治疗师：你之前有去看过医生（或者是牙医，乘坐公车或的士或飞机，或者……）吗？你信任医生（或者牙医，或者公车司机，或者…）吗？

一旦当事人承认他有过与其概括化相悖的经历，他就已经将其表达和经历重新结合起来了，治疗师就能够和他探究不同点。

（e）治疗师质问当事人概括化的另外一个方式是，决定是什么使概括化变得可能或者不可能。这个技巧在"模型执行者的必要性"部分会描述到。

当事人：不可能信任别人。

治疗师：是什么让你不能信任他人？

(或者)如果你信任某人的话,会发生什么?

(f)通常当事人会用另外一个人概括化的形式,从其模型中提取出概括化。比如:

当事人:我的丈夫总是和我争吵。

(或者)我的丈夫从来都不会对我笑。

注意,谓语"和……争吵"和"对……笑"描绘的是两个人之间发生的过程。这两个句子的形式是:主语(活动主体)、动词(过程名称)和宾语(过程中包含的非主体人员)。在以上两个例子中,当事人将他自己定义为过程中主动的部分——谓语的宾语——因此避免了任何过程或关系的责任。当事人在这两个表层结构中所述的概括化包括一种特定的缺失——这些表层结构能够充分地表达深层结构,但是这些深层结构表达当事人经历的过程中存在一个缺失。换句话说,当当事人用引出这些表层结构的深层结构表达它的时候,他删除了其经历的一部分。这个过程的图像或者争吵和微笑的关系是不完整的,因为在这个关系中,只有一个人定义为主体角色。当碰到这种类型的表层结构时,治疗师会选择询问这个描述为被动方的人参与到这一过程中的方式。询问这些信息的一种详细、有效的方式是,转变包含于当事人概括化中的参考索引。在所给的例子中,这个转变是:④

我的丈夫		我
↓	和	↓
我(当事人)		我的丈夫

在参考索引中做这些转变,治疗师创造了一个基于当事人原始表层结构上的新的表层结构,具体来说:

---

④ 熟悉基本逻辑系统的读者能将这个识别为替代规则的一种情况,如命题演算。仅有的约束就是当某个术语"我"由某个其他术语"我的丈夫"替代后,之后所有术语"我的丈夫"的例子都必须替换为术语"我"。在治疗环境下,相同的约束很好地产生了作用。

我的丈夫总是和我争吵。

我总是和我丈夫争吵。

和

我丈夫从不对我笑。

我从不对我丈夫笑。

一旦转变了参考索引,治疗师之后也许会提这些问题让当事人证实这些新的表层结构:

你总是和你丈夫争吵吗?

和

你曾对你丈夫笑过吗?

在这里,一个额外的语言差别对治疗师来说也许是有帮助的:描述过程或者两个人之间关系的谓语是两种不同的逻辑类型。

(a) 对称谓语:

谓语,如果正确的话,必然暗示着其对立面也是正确的。谓语"与……争吵"属于这种逻辑类型。如果表层结构:

我的丈夫总是和我争吵。

是正确的,那么必然地,表层结构:

我总是和我的丈夫争吵。

也是正确的。在语言学上,对称谓语的这一特性通过这种一般形式得以表现出来:

如果形式"X 谓语 Y"的表层结构是真的,谓语是一个对称谓语,那么必然地形式"Y 谓语 X"的表层结构也是真的。

如果你正和我争论,那么,必然地我也在和你争论。这个相同点是"需要两方才能产生一个争论"这一表达做出的结论。在运用参考索引转换技巧的案例中,治疗师知道结果必然会是原始概括化暗含的一种概括化。这个技巧帮助当事人将其表达重新与他的经历相结合。

(b) **不对称谓语**：

用来描述对立面不一定为真的关系。谓语"对……笑"就是这种逻辑类型。如果表层结构：

我的丈夫从来不对我笑。

是正确的话，那么"相反的表层结构(参考索引转换后的)是正确的"说法也许是真的，也许不是真的：

我从来不对我的丈夫笑。

然而，如果具有一个不对称谓语的表层结构的对立说法是正确的，没有逻辑的必要性，那么我们的经验就是，对立说法在心理学上通常是正确的。也就是说，当当事人在陈述一个关于其他人(尤其是如果当事人和所描述之人之间的关系对当事人来说很重要的话)的概括化时，反面说法是真的。传统上，这种现象指一些心理学治疗形式中的设想。当事人表层结构的说法最终是否正确，通过询问当事人让其来证实。治疗师开始找回缺失的素材来帮助当事人将其表达和他的经历重新结合。

(c) **当事人有的时候从他们的模型中来表达概括化**：

X 或者 Y。比如：

当事人：我不得不照顾其他人。

治疗师也许会回答(正如在"模型执行者"部分概述的)：

治疗师：否则会发生什么呢？

当事人：否则他们不会喜欢我。

因此，完整的概括化是：

我不得不照顾其他人，否则他们不会喜欢我的。

这个概括化包含的观点就是，当事人照顾(或者不照顾)其他人和其他人喜欢当事人之间存在因果关系。同样的观点也包含于这个表层结构：

如果我不照顾人们的话，他们会不喜欢我的。

事实上，在正式的系统中，具有逻辑上的等同。⑤

X 或者 Y = 非 X→Y

当事人是否无意识地用"X 或者 Y"形式表达了他们的概括化，或者是提供第二个部分——输出或者结果——在提问的时候。治疗师也许会用等同的"如果……那么……"形式来重述他们的概括化。一旦治疗师让当事人证实其概括化的"如果……那么……"形式，他也许会通过将反面说法引入概括化部分和将作为结果的表层结构展现给当事人的方式来质问：

如果你照顾其他人，他们就会喜欢你吗？

治疗师也许会采用这种反向技巧，并结合其他技巧；比如，在模型执行者或者全称量词下所讨论到的，引出对表层结构的质问：

如果你照顾了其他人，他们 $\begin{Bmatrix} 得 \\ 总是 \end{Bmatrix}$ 喜欢你吗？

复杂的概括化——等同说法

我们想要指出一种额外频繁发生的概括化形式，从某种程度上说，它比迄今为止我们在这部分中考虑过的那些都更复杂。这些复杂的概括化包含了当事人模型中等同的表层结构。典型的方式就是，当事人说这些表层结构中的一个，停下来，然后说第二个。这两种表层结构有相同的典型句法形式。例如：

---

⑤ 熟悉最基础的逻辑系统的读者能使用真实表格来证实等同性：

X	Y	X V Y	~X→Y
T	T	T	T
T	F	T	T
F	T	T	T
F	F	F	F

因此，"XVY"和"~X→Y"的逻辑对等性。其中，"~"=否定标志，"→"=暗指标志。根据我们的经验，它们也具有心理学的等同性。

我的丈夫从来不赏识我……我的丈夫从来没对我笑过。

这两种表层结构在句法上是相似的：

名词1——全称量词——动词——名词2

其中，名词1 = 我的丈夫

名词2 = 我（当事人）

注意，这些表层结构的一个（第一个）包含对一处治疗中形式完整的条件之一的违反。具体来说，当事人声称知道丈夫的内心状态（赏识），而没有陈述她是如何得到这些信息的——读心术的一个实例。在第二种表层结构中，将一个人对其他人微笑或者不微笑的过程描绘为——不需要了解其他人的内心状态的一种可证实的经历。这两种表层结构实例都是可以质问的概括化（使用全称量词部分中描述的技巧）。然而，我们希望提供一种时常能引出戏剧性结果的快捷技巧。首先，治疗师检查这两种表层结构是否在事实上与当事人模型中的结构等同。通过直接询问两种表层结构是否等同来完成这个过程：

当事人：我的丈夫从来没赏识过我……我的丈夫从来没对我笑过。

治疗师：你丈夫没对你笑总是意味着他不赏识你吗？

在这里，当事人面临一个选择——当事人会否定这个等同的说法，治疗师也许会问当事人是如何知道丈夫不赏识她的，或者问当事人是如何证实这个等同说法的。如果这两种表层结构的等同说法得以证实，治疗师就能运用参考索引的转换技巧了：

| 我的丈夫　　| 我（当事人）
↓ 我（当事人）　↓ 我的丈夫

这个导致了表层结构的转变，从：

你丈夫没对你笑总是意味着他不赏识你吗？

到：

你没对你丈夫笑总是意味着你不赏识他吗？

我们来回顾一下发生了什么：

1. 当事人说的两种表层结构是由一个停顿分开的,具有相同的句法形式——其中一种包含读取内心想法,另一种没有。

2. 治疗师检查,看看这两种表层结构是否等同。

3. 当事人证实了它们的等同性。

因此,我们得出这一情况:

(X 不对 Y 笑)=(X 不赏识 Y)

其中,X 是当事人的丈夫,Y 是当事人。

4. 治疗师转变了参考索引,让当事人证实了新的概括化。这个新的表层结构有着相同的逻辑形式:

(X 不对 Y 笑)=(X 不赏识 Y)

其中,X 是当事人,Y 是当事人的丈夫。

5. 典型地说,当她是过程中的活动主体时,当事人会否认等同性。

(X 不对 Y 笑)≠(X 不赏识 Y)

其中,X 是当事人,Y 是当事人的丈夫。

如果当事人接受这个新的概括化,治疗师就会应用所有质问概括化的惯常选择。我们的经验是,当事人很少会接受新的概括化。

6. 现在,治疗师也许要开始探究这两种情形间的区别了:具有等同性的情形和不具有等同性的情形。又一次,当事人重新将其经历和概括化联系起来。整体的转变是:

当事人:我的丈夫从来没赏识过我……我的丈夫从来没对我笑过。

治疗师:你丈夫没对你笑总是意味着他不赏识你吗?

当事人:是的,你说的是对的。

治疗师:你没对你丈夫笑也总是意味着你不赏识他吗?

当事人:不是,那不是同一件事。

治疗师:区别是什么呢?

不完整的指定动词

发生在自然语言系统中的第二种概括化形式,就是动词没有完整地阐述出来。例如:

(154)我的妈妈伤害了我。

(155)我的姐姐(妹妹)踢我。

(156)我的朋友用嘴唇在我脸上碰了一下。

所显现的图像越来越详尽和清晰。因此,第一个句子中所说的母亲也许导致了生理或心理上的伤痛;她也许是用一把小刀、一个词或者一个手势就造成了伤痛……这都是不完整阐述。在接下来的句子中,姐姐(妹妹)可能用她的左脚或者右脚踢了讲话者,但是特别提到的是脚;讲话者被踢到的地方是未特别提及的左边。第三个事例所表现出来的画面甚至更详细——与提到的朋友产生联系的方式都阐述出来了(用嘴唇碰),并且讲话者身体与之产生联系的地方也阐述出来了(在脸颊上)。然而(注意一下),联系持续的时间、粗鲁还是温柔,没有阐述。

我们意识到的每一个动词在某种程度上都没有完整地阐述出来。动词所描绘出来的图像的清晰程度取决于两个因素:

(1)动词本身的意思。例如,动词"亲吻"在意思上比动词"触碰"更详细——"亲吻"等同于"触碰"的一个详细形式;即用某人的嘴唇触碰。

(2)该动词所在的句子的剩下部分所传达的信息量。例如,短语"因为拒绝而受伤"比简单的动词"受伤"更详细。

因为每个动词在某种程度上都是不完整阐述的,我们建议以下步骤:

步骤1:听取当事人的表层结构,明确过程词或者是动词。

步骤2:问问你自己,它的句子中动词所表现出的图像是否足够清晰,以至于你能想象出所描绘事件的实际顺序。

如果治疗师发现他从当事人表层结构的动词和伴随的词语和短语所得

到的图像不够清晰，以至于他无法想象出所描绘事件的实际顺序，那么他应该问询更详细阐述的动词。治疗师要弄清楚图像，可问的问题有：

具体来说，X是如何Y的？

其中，X＝未完整阐述的动词的主语，Y＝未完整阐述的动词加上当事人原始表层结构的剩余部分。例如，给出的表层结构：

(157) 苏珊伤害了我。

治疗师用这个问题询问出了一个更详细阐明的图像：

(158) 具体来说，苏珊是如何伤害你的？

对于下面的这些表层结构，想出一个问题，当回答它的时候，能让所描述的行为的图像变得清晰。

(159) 我的孩子强迫我惩罚他们。

具体来说，你的孩子是如何强迫你惩罚他们的？还有你是如何惩罚孩子的？

(160) 莎伦总是要求我去注意她。

具体来说，她是如何要求你去注意她的？

(161) 我总是对简表现出我爱她。

具体来说，你是如何对简表现出你爱她的？

(162) 我的丈夫总是忽略我。

具体来说，你的丈夫是如何忽略你的？

(163) 我的家庭快把我逼疯了。

具体来说，你的家庭是如何把你逼疯的？

英语中，每个结构完整的表层结构都包含一个过程词或者是动词。我们所遇到的动词没有一个是完整阐述出来的。因此，对于治疗师来说，当事人表层结构的每个部分都是核实所表现出的图像是否清晰的机会。

假设

假设是一种语言上歪曲过程的反应。治疗师意识到假设，其目的是为了帮助当事人明确那些弱化的模型，限制他解决问题的基本假设。在语言学上，这些基本假设就是当事人表层结构的假设。例如，为了了解表层结构：

（164）我很担心我的儿子会和我丈夫一样懒惰。

治疗师不得不接受这句假设的话表达的情形是真的，即

（165）我的丈夫很懒惰。

注意最后一个表层结构，之前的一个假设没有作为假设它成立的句子的任何部分直接体现出来。语言学家已经开发出一套辨别句子中假设的测试。所采用的后设模型是：

步骤1：听取当事人表层结构中的主要过程词或者动词——把这个句子叫做A。

步骤2：通过引入否定词到当事人原始表层结构中来创造主要动词上的一个新的表层结构——把这个句子叫做B。

步骤3：问问自己A和B中什么一定是真的，使之变得有意义。

所有为了使之变得有意义而一定为真的这些事情（其他句子形式表达的）是当事人原始句子的假设。在这个句子中：

我很担心我的儿子会和我丈夫一样懒惰。

通过在主要动词（"担心"）上引入否定词，治疗师创造出第二个句子：

（166）我不担心我的儿子会和我丈夫一样懒惰。

对于治疗师来说，要了解这个新表层结构，它一定是正确的：

（165）我的丈夫是懒惰的。

既然当事人的原始表层结构和通过引入否定因素之后所形成的新表层结构都需要这最后一个句子（165）是正确的，那么，最后这个表层结构就是

当事人原始句子的假设。

在随后的一系列表层结构中，识别出每个句子的假设。

(167)如果你变得像上次我们讨论这个的时候那样不可理喻的话，那么我们就跳过它吧。

——我们讨论过某事。

——上次我们讨论某事的时候你是不可理喻的。

(168)如果朱蒂的占有欲一定要这么强的话，那么我宁愿和她没有瓜葛。

朱蒂是有占有欲的。

(169)如果弗雷德喜欢我的陪伴，他不会这么早就离开的。

弗雷德不喜欢我的陪伴。

(170)如果你知道我遭遇了多少事的话，你就不会这样做了。

——我遭遇了一些事情。

——你用这种方式做了。

——你不知道……

(171)既然我的问题是没有意义的，那我宁愿不占用宝贵的小组时间。

我的问题是没有意义的。

语言学家已经识别出语言中假设必然会出现的大量详细形式或句法环境。例如，出现在主要动词"意识到"、"注意"、"忽略"等之后的表层结构的任何部分，是那个表层结构的一个假设或者必要的假设。注意，这些具体的形式或句法环境是独立于上下文或者所用词语和短语的意思。我们有包含一个识别这些句法环境的附录(附录 B)，用以帮助那些希望在包含假设的语言形式的识别上将自己训练得更加全面的人。

明确了当事人表层结构中的假设之后，治疗师也许会质问他们。由于假设的复杂性,治疗师有多种选择。

1.治疗师也许会直接向当事人展示在他原始表层结构中暗含的假设。这时,治疗师使用其他治疗中结构完整的条件,让当事人探究这个假设。例如：

(172)我很担心我的儿子会和我丈夫一样懒惰。

治疗师识别出了假设。

(173)我的丈夫是懒惰的。

并将其展示给当事人,问她具体来说,她的丈夫是如何懒惰的。当事人用治疗师对治疗中结构完整的评价的另一种表层结构来回答。

2.治疗师也许会接受假设,并将治疗中结构完整的条件运用到当事人的原始表层结构中,要求对动词进行详尽说明,找回已删除的素材,等等。

我们会展示一系列具有假设的表层结构,并且提供质问它们的可能方式。记住,我们提供的问题只是例子,不是所有的可能性。

(174)如果我的妻子像上次我试图和她谈论这个的时候那样不可理喻,那我当然不会再尝试了。

具体来说,对你而言,妻子的什么似乎是不可理喻的？

具体来说,对你而言,妻子是如何不可理喻的？

(175)如果朱蒂非要这么有占有欲的话,那我宁愿不和她有瓜葛。

具体来说,对你而言,朱蒂是如何有占有欲的？

语义规范化

意识到语义上结构不规范的句子,其目的是为了帮助当事人识别用某种方式弱化他可得的经历而导致扭曲的模型部分。典型地,这些使其弱化的扭曲采取了减少当事人行动能力的方式来限制当事人的形式。我们识别出一些频繁出现的、在治疗中典型碰到的语义不规范的层次。我们向以下的每个层次表现出语言学上的特征。治疗师处理前面两个语义不规范的表层结构,其在层次选择的本质上是相同的。因此,展示完这两种层次后,我们将展示这些选择。

因果关系

这个语义上结构不完整的表层结构的层次涉及讲话者的部分观点,一个人(或者一系列的环境)可能会表现一些必然导致其他人去经历某种情绪或内心状态的行为。典型地,经历这种情绪或内心状态的人被认为是无法用他自己的方式做出回应的人。例如:

(176)我的妻子让我感到很生气。

注意,这个表层结构表现了一个模糊的图像,当中的一个人(即我的妻子)做出的某种行为(未详尽的)必然导致其他某个人(即我)经历某种情绪(生气)。属于这个层次的不规范的表层结构可以通过两种一般形式中的一种来识别:

(A)　　X　　动词　　Y　　动词　　　　　　形容词
　　　　　　（导致）　　　（感受经历）　（某种情绪或内心状态）

其中,X 和 Y 是具有不同参考索引的名词,即指的是不同的人。

以上表现的表层结构属于这种形式:

我的妻子　使　我　感到　　　　　　生气
↓　　　↓　↓　↓　　　　　　　↓
X　　　动词　Y　动词　　　　　　形容词
　　　（导致）　　（感受经历）　（某种情绪或内心状态）

另外一个经常碰到的一般形式是潜在的表层结构的,比如:

(177)你的笑声令我分心。

一般形式是：

(B)　　　X　　　　动词　　　　　动词　　　　　　Y
　　　　　　　　　　　　　　　　（导致）

其中，X 和 Y 是具有不同参考索引的名词，即指的是不同的人。

将这个一般形式运用到例子中，我们会得到：

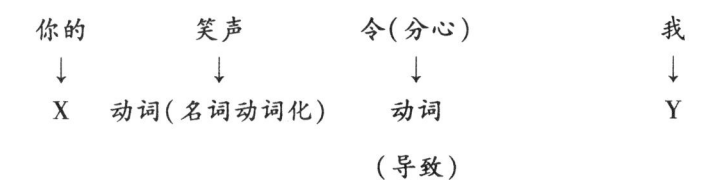

你的　　　　笑声　　　　令(分心)　　　　　我
↓　　　　　↓　　　　　　↓　　　　　　　↓
X　　动词(名词动词化)　　动词　　　　　　Y
　　　　　　　　　　　（导致）

现在，我们将展示一系列表层结构，所有这些都是通过我们之前讨论过的方式，即语义不规范的方式。这是为了协助你训练直觉来识别语义不规范这一类型的例子。

(178)她迫使我变得猜疑。

(179)你总是使我感到开心。

(180)他强迫我感觉不好。

(181)她给我带来许多伤痛。

(182)你在墙上写的东西困扰了我。

(183)他们的叫喊声激怒了我。

除了这两种一般形式的表层结构之外，还有一些具有不同形式但是有相同意义关系的其他表层结构。例如：

(184)她令我沮丧。

包含和以下表层结构相同的意义关系：

(185)她使我感到沮丧。

事实上，要协助治疗师训练他们的直觉来识别这一类型的语义不规范的表层结构，可以采用释义测试。具体来说，如果当事人表现的表层结构可以从：

  X   动词   Y

其中，X 和 Y 是具有不同参考索引的名词。

解释为这个一般形式（A）：

  X 动词   Y   动词   形容词
    （导致）   （感受经历） （某种情绪或内心状态）

其中，形容词是与当事人原始表层结构中的动词相关的一个组成部分。

新表层结构的意思和当事人原始表层结构是一样的，那么，这个表层结构语义不规范。就如另外一个例子：

（186）你使我厌烦。

为了运用释义测试，将这个表层结构中的动词转移到新表层结构的末尾，并将动词"导致"或"使得"放到最初的位置上，之后插入动词"感到"或"经历"，就产生了：

（187）你使我感到厌烦。

现在的问题是，这个新表层结构和当事人的原始表层结构表达的是不是同一件事。在这个实例中，它们表达的是同一件事，并且当事人原始表层结构语义不规范。为了帮助你训练直觉来识别语义不规范的表层结构的这一层次，我们展示了以下的句子。运用释义测试，采用形式（A）来决定哪些表层结构是不完整的。

（188）音乐令我开心。＝音乐使我感到开心。

（189）我丈夫喜欢我。≠我丈夫使我感到被喜欢。

（190）你的想法令我厌烦。＝你的想法使我感到厌烦。

（191）他的计划使我恼怒。＝他的计划使我感到生气。

（192）警察跟着我。≠警察令我感到被跟着。

另外，一个经常存在这种层次的表层结构形式是：

(193)你忘了我们的周年纪念,我很伤心。

或者

(194)由于你忘了我们的周年纪念,我很伤心。

或者

(195)因为你忘了我们的周年纪念,我很伤心。

这三个表层结构可以通过以下表层结构来释义：

(196)你忘记我们的周年纪念,使我感到伤心。

注意,这最后一个表层结构属于一般形式(B)。因此,在这里释义测试再次帮助你训练直觉。具体来说,如果当事人的表层结构能用一般形式(B)的一个句子来释义,那么其语义上结构是不完整的。

我们要展示另外一些表层结构。采用释义测试,用形式(B)来决定它们中哪些在语义上结构是不完整的。

(197)由于你不想帮助我,我感到沮丧。＝你不帮助我,使我感到沮丧。

(198)因为你不在这里,所以我感到孤单。

　　＝你不在这里,使我感到孤单。

(199)我要去墨西哥,所以我开心。＝我要去墨西哥,使我感到开心。

注意:释义测试有效,但是表层结构不是规范的,因为在一般形式(B)中的名词 X 和 Y 具有相同的参考索引。

(200)你一点都没有注意到她,她很受伤。

　　＝你一点都没有注意到她,使她感到很受伤。

但是

除了我们展示的包含当事人经历别无选择的方式的表层结构形式,我们发现,教治疗师训练听取暗示词"但是"也是很有用的。这个连词"但是",在许多运用中,逻辑上解释成"因为"和"不是",用于识别当事人考虑的原因,

或者使其想要的某事变得不可能,或者使其不想要的东西变得有必要发挥作用。例如:

(201)我想要离开家,但是我的父亲生病了。

当听到这种形式的表层结构时,我们明白当事人要在他的世界模型中明确一个因果关系。因此,我们将这种一般形式的表层结构称为"暗含原因"。

(202)X 但是 Y。

在以上详尽的事例中,当事人陈述的是在他的模型中,什么是必然的构成原因的联系,即父亲生病使他无法离开家。X 表层结构部分表现出当事人想要的某些事情(即要离开家),Y 部分明确了条件或者原因(即父亲生病)是当事人在获得 X 时的阻碍。我们明确了暗含原因在表层结构中典型地具有的一种其他普遍形式。当事人说:

(203)我不想离开家,但是我的父亲生病了。

在暗含原因的形式中,X 代表的是当事人不想要的某事(即离开家),Y 代表的是强迫当事人经历他不想要的事件的条件或者原因(即父亲生病)。换句话说,当事人父亲生病迫使当事人离开家。这里存在两种我们经常碰到的暗含原因。这两种形式的特点是,当事人经历了"别无选择"。在第一个事例中,他想要某物(一般形式"X 但是 Y"中的 X)和阻止他的某种条件(Y)。在第二个事例中,当事人不想要某物(X),但是其他东西(Y)正强迫他去经历。以下的表层结构由暗含原因的例子构成,来帮助你识别语义上的关系。

(204)我想要改变,但是很多人依靠我。

(205)我不想生气,但是她总是责备我。

(206)我想要深入讲解这个,但是我占据太多的小组时间了。

(207)我不喜欢保守,但是我的工作需要它。

治疗师至少有以下三种选择,来处理暗含原因。

(a)接受因果关系,并询问是否总是那种方式。例如:

(205)我不想生气,但是她总是责备我。

治疗师也许会回答：

(208)当她责备你的时候,你总是会生气吗？

当事人经常会认识到,她责备他而他没有生气的时候。这就提供了当事人做决定的可能性：她责备而他没有生气的那些时候和她责备"自然而然使得"他生气之间的区别。

(b)接受因果关系,并更详尽地询问当事人对这一特定关系的隐含原因。在当事人表层结构上,治疗师可以回应：

(207)我不喜欢保守,但是我的工作需要它。

治疗师继续询问这种特定性,直到当事人隐含原因的过程有清晰的图像,并表述在当事人模型中。

(c)质问因果关系,我们发现一种有用的直接方式就是反馈与关系相悖的表层结构。例如：

(205)我不想生气,但是她总是责备我。

治疗师也许会回答：

(209)那么,如果她不责备你,你就不会生气,是这样吗？

或者,当事人说：

(201)我想要离开家,但是我的父亲生病了。

治疗师也许会回答：

(210)那么,如果你的父亲没生病,你就会离开家,是吗？

这个技巧就是,让当事人颠倒,其模型中阻止他得到他想要的东西的条件,或者让当事人颠倒或移除其模型中迫使他做他不想做的事情的条件,之后问当事人这个相反的表层结构是否能给他想要的。让我们更仔细地对这个过程进行检验。如果某些人对我说：

我想要放松,但是我的背正折磨着我。

我理解他是这么说：

我想要放松,但是 $\begin{Bmatrix}我无法放松\\我并不放松\end{Bmatrix}$,因为我的背正折磨着我。

所以，这种形式的表层结构：

X 但是 Y

包含一个删除。它们的完整形式是：

X 和非 X 因为 Y

使用之前的例子，我们有最初的表层结构：

我想要离开家，但是我的父亲生病了。

采用我们刚刚建议的等同性，具有一个完整的表达：

我想要离开家，而 $\begin{Bmatrix} 我不能 \\ 我没有 \end{Bmatrix}$ 离开家，因为我的父亲生病了。

一旦这个更完整的原始表层结构描述是可用的，治疗师也许会将反转技巧运用到暗含原因上。从这个形式的表层结构中：

X 和非 X 是因为 Y

形成一个新的颠倒表层结构，仅仅是更完整描述的第二部分：

非 X 是因为 Y

这个新表层结构包括一个具有完整表达的后部分的"如果……那么……"结构，为颠倒的完整表达的 X 和 Y 部分增加了否定因素。在一个循序渐进的表达中：

（A）将这个完整表达的后部分置于"如果……那么……"结构中，用相反的顺序——

如果（我的父亲生病了），那么（$\begin{Bmatrix} 我不能 \\ 我没有 \end{Bmatrix}$ 离开家）。

{ } 里的内容意味着一个表达或者另一个表达，并非两个都是。

（B）将否定词引入到"如果"部分和"那么"部分——

如果（我的父亲没有生病），那么（$\begin{Bmatrix} 我不能 \\ 我没有 \end{Bmatrix}$ 不离开家）。

或者,将双重否定词释义为语法英语:

如果(我的父亲生病了),那么($\begin{Bmatrix}我不能\\我没有\end{Bmatrix}$离开家)。

(C)为了得到核实或者进行否认,将相反的概括化展示给当事人。

(211)如果你的父亲没有生病,你会离开家吗?

在我们的经验中,这个反转技巧对于质问因果关系的概括化来说是非常有效的。当事人通常能对他持续要做或不要做他最初声称的由其他某人或某物控制的决定负责。回顾一下,用于形式"X 但是 Y"暗含原因的反转技巧,包含一下步骤:

第一步,将当事人的原始表层结构拓宽为更详细的描述(恢复删除部分),采用等同性:

(X 但是 Y) ⟶ (X 并非 X 因为 Y)

$\begin{Bmatrix}我想要\\离开家\end{Bmatrix}$但是$\begin{pmatrix}我的父亲\\生病了\end{pmatrix}$ → $\begin{pmatrix}我想离\\开家\end{pmatrix}$并$\begin{Bmatrix}我不能\\我没有\end{Bmatrix}$离开家 因为 $\begin{pmatrix}我父亲病了\end{pmatrix}$

第二步,将恢复后的表层结构的第二部分——"和"后面这部分——置于一个"如果……那么……"结构中,用颠倒的顺序:

(非 X 因为 Y) ⟶ (如果 Y, 那么 非 X)

$\begin{Bmatrix}我不能\\我没有\end{Bmatrix}$离开家 因为 $\begin{pmatrix}我父亲生病\end{pmatrix}$→如果$\begin{pmatrix}我父亲生病\end{pmatrix}$,那么$\begin{Bmatrix}我不能\\我没有\end{Bmatrix}$离开家

第三步,将否定词引入新表层结构中的"如果"部分和"那么"部分:

(如果 Y 那么 非 X) ⟶ (如果非 Y 那么 不是 非 X)

$\begin{pmatrix}我父亲生病\end{pmatrix}$那么$\begin{Bmatrix}我不能\\我没有\end{Bmatrix}$离开家 → $\begin{pmatrix}如果我父亲\\没生病\end{pmatrix}$那么$\begin{Bmatrix}我不能\\我没有\end{Bmatrix}$不 离开家

第四步,咨询师将最终的新表层结构形式,作为对当事人原始概括化的

质问展示出来。⑥

好吧,那么,如果你的父亲没有生病,你会离开家吗?

(d)另一个有用的技巧就是,当我们反馈的时候,通过将必要性的模型执行者插入当事人的表层结构,来强化当事人关于暗含原因的概括化,让当事人来证实或者质疑它。例如:

(201)我想要离开家,但是我的父亲生病了。

治疗师也许会回答:

(212)你是说你父亲生病必然阻止了你离开家?

当事人经常会在这个表层结构上犹豫不决,因为他清楚地声称这两个事件(X和Y)是必然联系的。如果当事人在此犹豫,他和治疗师就能探究这如何不是必然的。如果当事人接受强化后的描述(必然),就能探究必然的因果联系是如何真正运行的,并询问更多关于联系的细节。这个技巧在以上描述过的选择(a)和(b)的结合中尤其有效。

猜臆

语义上表层结构不完整的这一层次包含了讲话者方面的观点,即一个人在没有与第二个人有直接交流的情况下,能知道其他人的所想所感。例如:

(213)小组中的每个人都认为我花了太多的时间。

注意,讲话者声称知道小组中所有人的想法。在以下的表层结构中,识别出那些包含"一个人知道其他人的想法或者感受"的说法。

(214)亨利对我感到生气。　　　　　是

(215)玛莎碰了我的肩膀。　　　　　否

(216)我确信她喜欢你的到来。　　　是

---

⑥ 在区别性阐述的动词分析中,我们认为,目前用"能产语义学"(McCawley, Lakoff, Grinder, & Postal)展开的研究将对今后扩大后设模型尤其有帮助。

(217)约翰告诉我他饿了。　　　　　　否
(218)我知道什么能令他开心。　　　　是
(219)我知道对你来说什么是最好的。　是

这种相同层次的较不明显的例子就是,假设某个人能够解读他人内心的表层结构。比如:

(220)如果她爱我,她会总是做我要她做的事。
(221)我很失望,你没有考虑到我的感受。

这两个语义上结构不完整的事例——因果关系和内心解读——治疗师能用基本相同的方式来处理。这两个都包含的表层结构,表现的是一个太模糊以至于无法让治疗师形成一幅关于当事人模型图像的某个过程的画面。在第一个事例中,所描述的过程是一个人做的某种行为导致另外一个人去经历某种情绪。在第二个事例中,所描述的过程是一个人能知道另外一个人思考和感受的东西。两个事例都没有具体说明这些过程是如何完成的。因此,治疗师通过询问,了解这些过程是如何产生的,并且做出回应。根据我们的经验,包含因果关系和内心解读的表层结构明确了当事人模型中已经发生极度扭曲的部分。在因果关系表层结构中,当事人感觉别无选择,感觉他们的情绪是由他们之外的力量决定的。在解读内心表层结构中,当事人几乎没有选择,因为他们已经决定了其他人的所思所感。因此,事实上,当他们关于他人想法和感受的设想也许是无用的时候,他们就在另外的人对某物的所想所感的设想上做出回应。相反,在因果关系中,当事人也许会觉得有罪恶感,或者至少会对"导致"了他人某些情绪上的回应而负责任。在内心解读中,当事人系统上也许无法表达他们的想法和感受,对他人的猜想能够知道他们在思考和感受什么。我们不是说一个人不可能知道他人的所思所感,但是我们想知道确切通过什么样的过程使之发生。既然一个人直接解读另一个人的内心是非常不合适的,我们想要关于这些信息是如何转移的详情。我们把这个看得非常重要,因为在我们的经历中,当事人解读他人内心设想的能力和当事人设想他人能解读自己内心是他大量个人内部

困难、沟通不畅及随之而来的痛苦的根源。从我们的经验来看,甚至更不可能的是一个人直接、必然地将情感带给他人的能力。因此,我们将所有这些语义上结构不完整的表层结构进行标记,直到他们认为正确的过程被详尽阐述之后,并且表达这个过程的表层结构自身在治疗中是结构完整的。治疗师本质上是通过问题"是什么"来询问这两种层次的表层结构所暗指的过程的一个详尽说明。如同之前一样,在未完整阐明的动词部分中,只有当治疗师得到一个清晰的所述过程的图像时,他才满意。这个过程也许会按以下模式进行:

当事人:亨利令我很生气。

治疗师:具体来说,亨利是如何使你生气的?

当事人:他从来不考虑我的感受。

治疗师至少有以下选择:

(a)具体是什么感受?

(b)你如何知道他从来不考虑你的感受?

治疗师选择提问(b),当事人回答:

因为他每天晚上都在外面待到很晚。

现在,治疗师至少有以下两个选择:

(a)亨利晚上在外面待到很晚总是会令你生气?

(b)亨利晚上在外面待到很晚总是意味着他从来不考虑你的感受?

当事人随后的表层结构服从于治疗师的治疗中结构完整的条件。

价值判断式

我们都注意到,在治疗中,当事人会用关于世界本身的概括化形式作出言论,其中包含我们对其世界模型的判断。例如,当事人说:

(222)伤害任何人的感受都是不对的。

我们把这个句子理解为关于当事人世界模型的一个陈述,具体来说,是他自身的一个规则。注意,当事人采用的表层结构形式暗示了对真实世界的一个概括化,表层结构与当事人不是相对的。表层结构中没有迹象表明,当事人意识到所做的陈述对其特定模型是真实的,也没有迹象表明当事人认识到还有其他可能性。我们将这个句子释义为表层结构:

(223)我和你说,对我而言伤害任何人的感受都是错的。

在转换模型中,语言学家已经给出了一份分析,认为每个表层结构都是源于具有这种形式的句子的一个深层结构(Ross,1970)。

(224)我和你说S。

其中"S"是一个表层结构。这个更高级的句子称为"行动性声明",大部分情况下,它会在"行动性删除"的转换中被删除,是从其表层结构的衍生中被删除。注意,通过分析,深层结构明确将讲话者作为对世界进行概括化的原因进行识别。换句话说,表层结构中出现的作为对世界进行概括化的句子在深层结构中是作为来自讲话者世界模型的概括化的表现。这不是要当事人展现行动性声明之后的表层结构,而是要训练作为治疗师的我们识别出当事人展现的对世界的概括化是与其世界模型有关的概括化。一旦识别出来,治疗师也许会用当事人在特定时刻将这些概括化看成他信念系统中的真理的手段来质问这些概括化。既然这些是关于其信念的概括化,而不是关于世界本身的概括化,治疗师也许会帮助当事人开发其模型中其他可能的选择。在概括化减少当事人选择的情况下,这尤其重要。典型地,这与他经历伤痛、限制他觉得不满意的选择的当事人模型部分联系在一起。我们发现,有许多暗示词对于识别这种层次的表层结构是有用的,这些词包括:

好的、坏的、疯狂的、生病的、正确的、对的、错的、仅仅(如在"仅仅有一种方式……"中)、真实的、不真实的……

你也许会发现,只有一些暗示词对于识别这个类别的表层结构有帮助。这个类别的识别特点是,表层结构具有产生对世界进行概括化的形式,他们与讲话者不是相对的。从语言学上来看,行动性声明的所有路径都被删除了。

治疗中的规范化

我们已经展示了一系列治疗师能用来训练他们的直觉以识别我们称为"治疗中的规范化"现象的详细事例。这形成了治疗的详细的后设模型。然而我们发现,我们的后设模型包含的仅仅是治疗中可能的言语交流的一部分,由此在下一章节展示的治疗实例中,我们要求治疗师全部使用我们的后设模型进行治疗。这是人工化的后设模型,是为了整合治疗中不同的可行方式而设计的一系列工具。你可以想象一下,在并入你特定的治疗方式后,后设模型主导的治疗会潜在增加其有效性。这里要提醒你的是,我们的后设模型是专门为言语交流所设计的,是针对人类所做的一般建模的特殊情况。第六章会将我们的后设模型推广到人们表象系统的其他形式中。

练习 C

每个章节具体展示了练习的详细步骤,为了锐化你的直觉,以在治疗中识别结构的完整性。你需要做的就是,仔细地阅读,运用列出的这一循序渐进的过程,同时你还可以使用一些表层结构。这一过程所展示的是,你会运用到表层结构,并且无论人们在哪里进行言语交流,这些技巧都是可行的。获得用来运用这些技巧的表层结构的具体途径,是把你自己的内部声音(内心对话)作为资源。我们建议你,在开始时使用一个录音机,通过大声地讲出内心对话,来录下你的内部声音。之后,将其作为治疗中的资源用于结构完整的情况。做完一些练习之后,你也许会简单意识到内心对话,之后将它们直接运用到这些句子中,而不用通过录音机。这个技巧将会为你带来可供你作自身训练的无限资源。

我们不能过分强调练习和熟悉第四章中所有素材的需要。循序渐进的过程使这些素材是可习得的；你是否要特定地学习它们取决于你练习的意愿。然而循序渐进的过程一开始也许会感觉有些人工化，在一些练习之后，这种方式对你来就没有必要了。也就是说，在训练你自己运用这些方法之后，你将能用一种规律性的方式来操作，并且能在治疗中用于结构完整的情况，而不再需要去注意循序渐进的过程了。

第五章
陷入漩涡

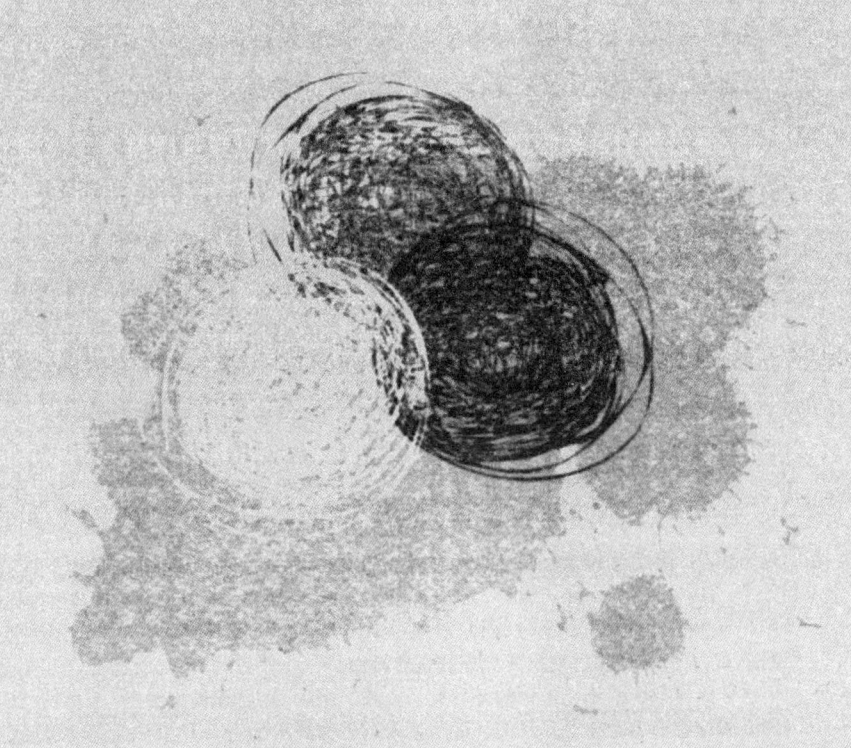

本章我们将列出一系列事例,并带有相应的评注。我们主要是让你了解后设模型的运用。为更清晰地展示后设模型的运用过程,我们已经要求会谈中的治疗师只能使用后设模型技巧。对治疗师提出这样的要求,是为了提供能很好展示后设模型的素材,并不是说我们认为所有治疗师都需要了解数字沟通。这既不是我们所做的工作,也不是我们对治疗师的建议。在此,你能了解后设模型的运用,也能了解到在表层结构形式下治疗师针对当事人每次给出的回答是如何通过不同的方式进行下去的。也就是说,正如你将会看到的一样,在治疗中的任何一点上,你都能看到许多相关的技巧。我们希望你能将以下文本中使用的后设模型技巧与你使用过的治疗形式结合起来,想象一下作为一个治疗师,后设模型是如何与其他形式共同为你提供丰富的选择的。

我们为文本提供相应的评注,目的不是为了展示我们观察治疗师在治疗过程中看、听、感觉和思考发生的事的方式。我们之所以提供评注,首先是为了展示治疗师所做的那些事,以及所做的哪些方式能明确地被描述为后设模型。我们没有说对模型的评注就是针对具有模型中的行为的那些人。[①]例如,当我们的评注指出,治疗师可以通过首次确定委托人是否能形成另一种格式完整的表层结构,其中过程词或动词来自当事人比原始表层结构中已联系的具有更多论点的原始表层结构,来识别当事人表层结构中的缺失部分。然后,可以相继询问深层结构表示中失去的部分。实际上,我们并不

---

① 这与之前的一样。模型,包括这里展示的后设模型,主张的并非是被模型化的个人、人们和过程中真实发生的事件,而是对那些事情、行为等的清晰展现,它能让人看见被模型化的个人、人们和过程由规律所支配的自然属性。

这样的模型将系统化过程的部分展示出来。例如,在后设模型中,对于在不同的点上看当事人和伦敦塔的距离——我们怀疑当事人这种方式下的行为是系统的。作为他们目的的一部分,一些模型也许具有被模型化的个人、人们和过程的推测的内部事件的展现,这些叫做模拟模型。

是说这就是治疗师所做的事。此外,我们不建议你按这些步骤来做。第二,除了提供评注以展示后设模型治疗中的言语行为大致是如何被理解的之外,相应的评注能让你培养和加强直觉感,因此,评注中描述的循序渐进的过程将会符合你的需要。我们培养后设模型治疗师的经验典型地说明,他们经历了一段让他们意识到正经历循序渐进的过程的时期。当他们完善好这一技巧后,它就变得自动化,与他们的意识、行为没有关系了,然而在这方面仍然是系统化的。

摘录 1

拉尔夫,34岁,是一家大型电子公司的部门助理经理。当事人被问及希望从面谈中获得什么:

(1)拉尔夫:嗯…… 我不是很确定……

当事人正经历一个要说出他真正想说的话的困难过程。记住,治疗师的首要任务就是搞清楚当事人的模型(尤其是那些正在穷竭的部分)。治疗师在当事人首次表现出的表层结构中注意到这一删减。特别是他识别出这一过程,或者说是联系词"确定",由此了解到当事人仅仅是为谓语"确定"提供了一个论点或名词(1)。治疗师之所以能决定这个表层结构是否是当事人深层结构的完整体现,是通过询问当事人是否能伴随谓语"确定"形成另一种格式完整的表层结构,并具有超过一个的论点和名词。比如,表层结构:

我对答案很确定。

在这个表层结构里,有两个与"确定"有关的论点或名词:对某件事情确定的某个人(这个实例中的"我")和某人确定的某件事情(这个实例中的"答案")。因此,治疗师凭直觉了解到当事人深层结构中的一部分并未出现在他的表层结构中——那部分是删减的。治疗师选择通过询问的方式尝试去获得删减的部分。

(2)治疗师:你不确定什么?

治疗师想知道深层结构中删减的部分。

(3)拉尔夫:我不确定这将会有帮助。

当事人形成了一个新的表层结构,其中包含他首次表层结构中缺失的信息。治疗师根据当事人所说的,仔细思考他说的新句子,他发现:(a)与(这)谓语"将会有帮助"有关的无参考指标的论点或名词;(b)表层结构的表现是不完整的——谓语"有帮助"出现在格式完整的表层结构中,并且具有多于一个的论点或名词(例如:你现在对我是有帮助的)。

由于"有帮助"能像它在当事人表层结构中那样与多个论点名词一同出现,治疗师明白当事人深层结构中的一部分已经缺失;(c)谓语"有帮助"未被完整地说明;表层结构向治疗师呈现当事人想要的那种帮助的概念并不是很清晰。通过认清治疗中当事人表层结构无法很好形成的具体方式,治疗师给出了多种选择,比如:(1)询问参考指标——"你不确定具体什么是有帮助的吗?"(2)询问删减部分——"对谁/什么有帮助?"(3)询问当事人所希望的具体帮助是什么——"哪种方式的帮助?"

(4)治疗师:你不确定具体什么对谁有帮助吗?

治疗师选择了(1)和(2)。

(5)拉尔夫:好吧,我不确定这次试验会有帮助。你看,当我第一次到G医生那的时候,他问我是否愿意参与这次试验……嗯,我感觉我确实有些事情需要帮助,但这毕竟只是个试验。

当事人是在表示对试验条件——要求治疗师只能运用后设模型技巧来治疗——无法让他得到想要的帮助。治疗师试图了解当事人所属的模型,注意到以下几点:(a)当事人的首次表层结构包含了从动词转变成的名词化名词"试验";与之相关的两个名词论点都是删减的——做试验的人和接受试验的人或物;(b)当事人的首次表层结构中,论点之一的动词"有帮助"是删减的(特别是"对谁有帮助");(c)在当事人的首次表层结构中,动词"有帮助"也没有完整地被解释——没有给出清晰的概念;(d)在当事人第二个表层结构的后面部分,名词"某件事发生了"——这个名词没有参考指标;(e)表层结构名词"帮助"是由动词"帮助"转变的名词化名词,被解释得很不完整,有两个删减的部分:没有清晰地给出提供帮助的人或物和接受帮助的人或物;(f)名词化名词"试验"又一次出现了前面(a)中提到的两个删减;(g)当事人这部分最后一个表层结构是一般形式"X 但是 Y"——暗指使动。具体地说,暗指的是当事人想要某物(X=我确实有些事情需要帮助)和存在某物阻止他得到它(Y=这毕竟只是个试验)。

(6)治疗师:"这只是个试验"会如何阻止你得到你所需的帮助呢?
治疗师选择质问暗指使动(g)。

(7)拉尔夫:试验是为了研究而做的,但是我确实有些事情需要帮助。
当事人的回答重述了暗指使动,"X 但是 Y"。注意,这依然包含(a)之前出现的名词化名词"试验"的两个删减部分;(b)新的名词化名词"研究"的两个删减部分——做研究的人和被研究的人或物;(c)名词"某物"没有参考指标;(d)之前出现的名词化名词"帮助"的两个删减部分。

(8)治疗师:你需要帮助的事情具体是什么呢?
治疗师没有继续质问暗指使动,选择顺着参考指标(c)往下询问。

(9)拉尔夫:我不知道如何给人留下好的印象。
当事人给出的表层结构为他上一次表层结构中的名词"某物"提供了参考指标。这个新的表层结构不符合结构完整的治疗的条件:(a)名词化名词"印象"有一个删减部分——留下印象的人或物;(b)短语"好的印象"中的形容词"好的"来自一个深层结构述语"X 对 Y 有好处",这个形式中的 X 指的是"印象",Y 则是删减的——比如,印象对谁有好处——谁能受益于此行为;(c)名词"人"没有参考指标;(d)在当事人表现出要敞开心扉时,从语义上看其表层结构并没有很好地形成。他说他不知道如何给人留下好印象，但是没有说他怎么知道这是真实的，并且他知道他无法留下好印象的途径也没有说明。

（10）**治疗师**：让我看看我是否了解你——你是说这仅仅是一个试验，它必定无法让你知道如何给人留下好印象。是这样吗？

治疗师选择忽略当事人不合理的新的表层结构。相反地，他通过简单地把得到的答案替换为他前面所提的问题，选择重新将回答与他之前提出的关于暗指使动的参考指标的问题联系起来。在此，他是要与当事人确认以保证他理解了当事人的模型，通过插入必要性的模型操作来加强当事人的一般化，他让当事人去证实或者去挑战一般化。

（11）**拉尔夫**：好吧……我不是很确定……

治疗师对当事人一般化的挑战是成功的——当事人开始动摇了。

（12）**治疗师**（打断）：嗯，那你想找出来吗？

治疗师发现他的挑战已经成功了（他听取了当事人的表层结构——"好吧……我不是很确定……"）而且转变迅速，让当事人尝试在这些条件下得到他所需的帮助，重新将他的一般化与他的现实经历联系起来。

（13）**拉尔夫**：嗯，好吧。

当事人同意尝试一下。

（14）**治疗师**：具体来说，你不知道如何给谁留下好印象？

治疗师现在转到当事人之前结构不完整的表层结构上，选择顺着关于短语"给人好印象"中"人"的删减的参考指标往下询问。

（15）**拉尔夫**：嗯，没有人。

当事人没能提供治疗师要求的参考指标。

这个词"没有人"是特殊的名词短语分类之一。它们无法参考,因为它们包含全体量词(逻辑上说:"没有人＝所有人都不")。当事人现在主张在他的模型里,他能留给好印象的没有一个人。因此,治疗师也许会选择(a)来挑战一般化,或者选择(b)再一次询问参考指标。

(16)治疗师:没人？你可以想想你曾经给谁留下过好印象吗？

治疗师再次因为参考指标的删减提到这个词,之后通过询问例外让当事人挑战概括化。

(17)拉尔夫:啊,嗯嗯……好吧,是有一些人,但是……

挑战再一次奏效了——当事人承认了某些例外。他的部分回答(a)再一次包含一个不具有参考指标的名词短语,而且(b)除了短语还包括不合理结构的开始。

(18)治疗师:既然如此,你难道不知道具体是如何给谁留下好印象吗？

治疗师再次成功地让当事人去挑战他的概括化,但是仍然没有得到名词短语的一个参考指标——他再次提出了要求。

(19)拉尔夫:……我猜我想要说的是女士们不喜欢我。

当事人的回答从"我不知道怎么给人留下好印象"转变成"女士们不喜欢我"。这两个表层结构都有两处违背了结构的合理:(a)它们各自包含一个参考指标删减的名词短语("人"和"女士们"),(b)它们各自都说明了当事人能知道其他人的情感状态,是在没有描述任何有关当事人是如何知道这些事情的情况下。当事人的表层结构也包含一个与动词"说"有关的删减——他所说的是对谁而言。

(20)治疗师:具体是指哪些女士呢？

治疗师选择再次要求得到参考指标。

(21)拉尔夫:大部分我碰到的女士。

当事人用一个不带有参考指标的名词短语做出了回答——注意"大部分"这个词,它被我们认为是包含量词的特殊词和短语的类别之一,因此无法提供参考。这个短语没有给出清晰的概念。

(22)治疗师:具体是哪些女士呢?

治疗师再次要求得到参考指标。

(23)拉尔夫:嗯,真的是大部分的女士……但是既然你那么说,其实我想到的是这个女士——珍妮。

当事人起初没有提供所要求得到的参考指标(例如:真的是大部分的女士),之后则提供了该参考指标——当事人明确了问题中的女士,并且说出了名字。注意当治疗师要求得到参考指标时,当事人说出了这个人的名字,这使当事人的模型变得清晰,回答也集中到了当事人的模型上来。但是,当事人为治疗师提供的信息还是很少。除此之外,注意这里存在一个与谓语"想"有关的论点名词的删减(例如:X 想到 Z 的 Y)——具体来说,当事人想到珍妮的什么。

(24)治疗师:珍妮是谁?

治疗师得到了参考指标,但是需要得到关于这个人与当事人的关系的信息。这些信息,比如,对治疗师确认珍妮是否是当事人的母亲、女儿、妻子、爱人、姐妹等都至关重要。治疗师省略了当事人上一个表层结构中的删减部分。

(25)拉尔夫:她只是我工作中碰到的女士。

当事人提供了一些额外信息。

(26)治疗师:现在,你是怎么知道你没有给珍妮留下好印象的?

治疗师试图形成一个当事人自己世界模型的全聚集的画面。他已成功获取了一个与当事人经历无关联的论点名词的参考指标。现在,治疗师将这些素材进行整合——这个具有参考指标的论点名词:珍妮,当事人仅仅在工作中碰面的女士——结合当事人最初的概括化。因此,当事人最初的概括化"我不知道如何给人留下好印象"变成了"我不知道如何给珍妮留下好印象"。注意这个新的表层结构是与当事人的具体经历相关的——概括化的阻碍改变了,至少将当事人的概括化与概括化基础上的经历之一重新联系起来了。将素材整合好后,治疗师开始问当事人是如何知道自己没能给珍妮留下好印象的过程——这是治疗师之前做过的一个选择——现在他做了这个选择,质问当事人在这部分上什么是可剖析的。

(27)拉尔夫:嗯,我只知道……
当事人没有将过程词、动词更完整地阐述出来。

(28)治疗师:具体来说,你是怎么知道的?
治疗师再次询问当事人是如何知道的,具体问他是如何知道自己没有给珍妮留下好印象。

(29)拉尔夫:她就是不喜欢我。
当事人表现出的表层结构再一次在没有阐述他是如何知道那个信息是可剖析的情况下,主张对他人内心感受的了解。

(30)治疗师:具体来说,你是怎么知道珍妮不喜欢你的?
治疗师继续质问当事人说的可剖析的言论。

(31)拉尔夫:她对我不感兴趣。
当事人再次主张对他人内心状态的了解。

(32)治疗师:哪些方式的感兴趣?
治疗师又一次质问其可剖析部分。注意,治疗师可以采用两种一般形式来质问包含可剖析部分的语义上结构不合理的表层结构。无论是形式(a)"你是怎么知道 X 的?"其中"X"是当事人的表层结构(例如:她对你不感兴趣),还是正如治疗师在这个案例中使用的形式(b)"某个动作是通过什么方式执行的?"其中"动作"是当事人原始表层结构中的动词(例如:感兴趣)。两个问题都要求当事人阐述过程是如何发生的——本质上就是要求更完整地阐述过程词或者动词。

(33)拉尔夫:她不注意我。

这是当事人连续第四次提供包含可剖析部分的表层结构。

(34)治疗师:她是怎么不注意你的呢?

治疗师再次质问当事人的可剖析部分。

(35)拉尔夫:她都不看我一眼。

当事人终于应我们的要求提供了一个能阐述可剖析部分、显示能证实情况的过程的表层结构——不包括可剖析部分的主张。

(36)治疗师:让我看看我是否弄明白了这一切。你知道珍妮对你不感兴趣是因为她不看你?

治疗师将这个新的不包括可剖析部分的素材用一个以当事人一直在做的可剖析部分主张为基础的表层结构替代。在此,治疗师要确定他是否明白了当事人经历的模型。他要求得到当事人的证实。

(37)拉尔夫:对的。

当事人证实了治疗师关于他的模型的陈述。

(38)治疗师:你可以通过某些途径想象一下,珍妮没有看你与她仍然一直对你感兴趣吗?

治疗师提出了一种当事人证实过的概括化。现在注意一下那个表层结构(36)的形式:X的存在是因为Y。治疗师已经让当事人证实,现在也许会质问这个概括化,又一次让当事人重新将他的概括化与其经历联系起来。治疗师问当事人通过一般形式"X的存在是因为Y"中的"因为"联系起来的

X 和 Y 之间的关系是否经常产生。

（39）拉尔夫：嗯……我不知道……
当事人动摇了。

（40）治疗师：你经常看你感兴趣的人吗？
治疗师质问了概括化，再次使用了同样的技巧——这次改变了参考指标，因此概括化为：

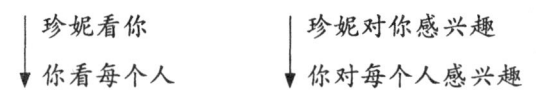

珍妮看你	珍妮对你感兴趣
↓	↓
你看每个人	你对每个人感兴趣

（41）拉尔夫：我猜……并不总是。但仅仅是因为珍妮对我感兴趣并不意味着她喜欢我。

治疗师对当事人的表层结构的质问成功了——当事人承认他的概括化是错的。当事人的下一个表层结构引出他的推论，他认为珍妮不喜欢他。注意，当事人再一次主张对他人内心感受的了解。

（42）治疗师：具体说说你是如何知道她不喜欢你的？
治疗师又一次通过让当事人更完整地阐述过程，质问当事人的可剖析部分。

（43）拉尔夫：她不听我说话。
当事人形成了一个新的表层结构，又一次在语义上结构不合理（可剖析的）。这里有一个不同点——我能确定她是否在看着我（注意，不是看见我，只是看着我），通过简单地观察她，但是我无法通过简单地观察来确定她是否在听我讲话（我也无法仅仅通过观察来确定她是否听见我说话）。

（44）治疗师：能具体说说你是如何知道她不听你说话的吗？
治疗师通过要求得到一个更完整的过程阐述来质问当事人可剖析的表层结构。

(45)拉尔夫:好吧,她从没看过我一眼(开始变得生气)。你知道女士们是怎样的!如果她们注意你的话,她们从来都不会让你知道。

当事人退回到之前的格式完整的表层结构,注意,这里还带有普遍量词"从来"。这个量词使治疗师也许会选择的质问概括化出现了。而且,当事人的下一个表层结构为治疗师给出了好几个选择:(a)当事人的主张"你知道的"包含可剖析部分;(b)名词"女士"无参考指标;(c)表层结构没有阐明女士是怎样的——它只是简单地主张治疗师知道。过程词或者动词"是"完全没有被阐明。当事人的下一个表层结构(至少)有两个治疗中结构合理的条件删减:(a)名词"她们"在表层结构中出现了两次——它没有参考指标;②(b)普遍量词无法明确也许会被质问的概括化。

(46)治疗师:具体来说,比如有谁呢?

治疗师选择按指示索引继续询问下去。

(47)拉尔夫:(生气地)比如我妈妈……啊,该死的!她从来都没对我感兴趣过。

当事人识别了删减的参考指标。当事人下一个表层结构与之前的表层结构(31,36,38,41)的形式是一样的——然而,这次代词"她"指的是当事人的妈妈,不是珍妮。这个表层结构语义上是不完整的,和之前的一样,当事人知道妈妈对他不感兴趣的过程没有阐明。

(48)治疗师:你是怎么知道妈妈对你不感兴趣的?

治疗师质问当事人的表层结构,要求得到一个更全面、更具体的过程描述。

(49)拉尔夫:每次我试着展示出我关心她,但她从来都没注意过(开始

---

② "她们"在这句话里缺少参考指标。事实上,也许是暗指之前的表层结构中的名词论点"女士"。然而,名词论点"女士"自身也缺乏参考指标。

抽泣)……为什么她都不注意一下呢?

当事人的表层结构包括:(a)两个普遍量词("每次"和"从不"),因此能识别出治疗师也许会质问的概括化;(b)三个过程词或者动词都没有很完整地被阐明("展示"、"关心"、"注意"),也就是说,这些词没有给治疗师提供一个清晰的概念;(c)存在一个在未阐明过程的情况下了解他人内心想法的主张("她从来都没注意过"中的"注意")。

(50)治疗师:具体来说,你是如何尝试向她展示你关心她的?

现在,治疗师开始通过要求得到一个更全面、更具体的过程描述来让当事人自己搞清楚这个概念。他选择先问当事人的行为。

(51)拉尔夫:(轻声哭泣)比如说,我放学回家一直帮她做事情。

当事人的表层结构包含:(a)普遍量词"一直"易被治疗师质问;(b)名词论点"事情"没有参考指标。

(52)治疗师:你具体为她做了什么事情?

治疗师继续探析当事人的模型,具体是尝试得到当事人对自己行为认识的一个清晰概念。他选择了(b)。

(53)拉尔夫:好吧,我总是整理起居室,洗碗碟……她从未注意过……她从来没说过任何一句话。

当事人的表层结构为治疗师提供了以下四个选择:(a)三个普遍量词("总是"、"从未"、"从来没")表明当事人模型中三种可质问的概括化;(b)未被完整阐明的动词"注意"的出现;(c)当事人对于了解他人想法的主张("注意");(d)与动词"说"有关的一个删减(例如:对谁说?)。另外,注意一下当事人首次陈述的方式——"她从未注意过",然后停顿一下,再说"她从来没说过任何一句话"。以我们的经验来看,具有相同句法结构(例如:名词—量词—动词……)的连续两个表层结构仅仅用停顿来隔开,对讲者而言,说明这两个句子在当事人模型中的意思上是等同或者是近乎等同的。

正如在这个事例中,这样的等同对于了解当事人的经历和表示经历的方式之间的联系非常有帮助。比如,注意一下这两个陈述,第一个是当事人对了解他人想法的主张,而第二个在语义结构上是合理的,包括可剖析部分。事实上,如果这两个陈述是等同的,第二个陈述中说的经历就是第一个中表现出的(一个语义上不合理的表层结构),或者用另一句话说就是,在当事人的模型中,当事人的妈妈没有说任何话等同于她没有注意。

(54)治疗师:拉尔夫,妈妈对你所做的没有说一句话真的意味着她从没有注意过你所做的事情吗?

治疗师选择忽视此时当事人表层结构中对结构合理的违反,并且要看看究竟最后两个表层结构是否等同。这种概括化对了解当事人的经历十分重要。

(55)拉尔夫:既然她从未注意过我为她做过的事,她就是对我不感兴趣。

当事人证实了等同性,还提供了第三个等同的表层结构,因为它是用另外两个当中的一个替换的(具体就是"她没有说任何话")。第三个表层结构是:她对我不感兴趣。当事人的表层结构也包含一个普遍量词"从未"。

(56)治疗师:让我把这些理清楚,你是说妈妈没注意你为她做的事意味着她对你不感兴趣吗?

(57)拉尔夫:是的,就是这样子。

(58)治疗师:拉尔夫,你有过某些人为你做一些事情,直到他们向你指出之后你才注意到的经历吗?

治疗师决定核实这两个表层结构的等同性。当事人再次证实了所包含的概括化。治疗师决定质问当事人的概括化,他选择通过转变参考指标来质问。因此,概括化改变了:

❖ 第五章 陷入漩涡

```
直到他们向你指出之后  ↓ 你(当事人)
                    ↓ 某些人(他们)
                    ↓ 你的(当事人的)妈妈
                    ↓ 你(当事人)
                    ↓ 妈妈不注意……
                    ↓ 你不注意……
                    和
                    ↓ 你为妈妈做些事情。
                    ↓ 某些人为你做些事情。
```

注意,用这种方式转变参考指标是为了让当事人置身于他原始概括化中的主动成员位置——他的妈妈、他正抱怨的人。

(59)拉尔夫: 嗯……好吧,我记得有一次……

当事人起初是犹豫的,之后承认了在他原始的概括化中,他曾经也有过处在他所描述的妈妈所处的位置上的时候。

(60)治疗师: 你是不是因为对他们不感兴趣而没注意他们为你所做的事?

在听到当事人承认自己也有过此经历之后,治疗师打断了他,并问当事人在他没有注意那个人时(即 X = 当事人),等同性"X 没有注意 = X 不感兴趣"是否成立。由此,咨询师质问了概括化。

(61)拉尔夫: 不是的,我只是没有注意……

在当事人没有注意那个人时,他否认了等同性。

(62)治疗师: 拉尔夫,你想一下当什么时候妈妈是没有注意到的?

在得到当"X = 当事人"时,当事人对等同性"X 没有注意 = X 不感兴趣"的否定后,治疗师现在推翻了他早前转变的参考指标。这引出了当事人最初关于等同性的陈述:也就是

"X没有注意=X不感兴趣",其中X是当事人的妈妈

(63)拉尔夫:不,它是不一样的。
当事人在他要回答治疗师的质问前发觉了,打断了治疗师,并且否认了这两种情况(当"X=当事人"时和"X=当事人的妈妈"时)是一样的。他用来否认的表层结构缺乏治疗中结构合理的条件:(a)代词"它"没有参考指标,(b)进行比较的第二部分被省略了。

(64)治疗师:它?什么和什么不是一样的?
治疗师要求得到参考指标和比较中遗失的部分。

(65)拉尔夫:我没注意和妈妈没注意是不一样的——你看,妈妈从来没有注意过我为她做的事情。
当事人应治疗师的要求补充了信息。之后他继续描述了两者间的不同,也就是,妈妈从来没有注意过。这个普遍量词使概括化变成可质问的。

(66)治疗师:从来没有?
治疗师质问了普遍量词。

(67)拉尔夫:嗯,不是很多次。
当事人承认也有例外,因此很快就能将概括化与其经历重新联系起来了。

(68)治疗师:拉尔夫,告诉我一个具体的妈妈注意到你为她所做的事的时间。
治疗师试图通过要求当事人给出其最初的概括化的一次具体例外来让当事人的模型集中。

(69)拉尔夫:好吧,有一次当……啊(生气地),我甚至还没告诉过她。
与动词"告诉"有关联的论点名词之一是删减的(告诉她什么?)。

(70)治疗师:必须告诉她什么东西呢?

治疗师询问表层结构中遗失的部分。

(71)拉尔夫:我为她做的这件事。如果她足够重视,她自己应该已经注意到了。

当事人第一个表层结构包括一个名词论点(这件事)但缺少参考指标,第二个表层结构包含"足够"这个词的一个省略部分(足够……是为了什么)和不具有参考指标的代词"它"。

(72)治疗师:足够重视为了什么?

治疗师询问省略掉的部分。

(73)拉尔夫:足够重视以表现她是爱我的。

当事人提供了治疗师要求得到的省略部分。这个新的表层结构包括:(a)可剖析部分语义上对结构合理条件的违背——当事人主张要知道妈妈是否爱他,但是没有阐明他是如何得到这个信息的;(b)动词"爱"没有完整地被阐明。

(74)治疗师:拉尔夫,你是如何向妈妈展示你爱她的?

治疗师试图得到关于当事人和妈妈之间传达关心之情的方式的一个清晰概念。当事人告之妈妈不够重视以表现她是爱他的。治疗师决定采用参考索引转换的技巧。具体来说,他做了一些替换:

妈妈	你(当事人)
↓	↓
你(当事人)	妈妈

因此,当事人最后一个表层结构改变了:

妈妈显示出她是爱你的

你显示出你是爱妈妈的

完成参考指标的转换之后,治疗师让当事人集中到这个概念上,要求得到一个更完整阐明的动词。

(75)拉尔夫:通过为她做事情。
当事人展示了对这个动词更深层的阐述。建立了等同性:
X 爱 Y = X 为 Y 做事情,其中 X = 当事人,Y = 当事人的妈妈

(76)治疗师:拉尔夫,妈妈有为你做过事情吗?
治疗师现在将参考指标转变回原始的表层结构(73),展示了当事人证实过的等同性。

(77)拉尔夫:但是,她真的从来没……从来都没有确切地让我知道。
当事人同意"妈妈为他做过事情"的说法,但是他否认等同性所持的观点——X 爱 Y ≠ X 为 Y 做事情,其中 X = 当事人的妈妈,Y = 当事人。
当事人的新表层结构给治疗师提供了以下选择:(a)询问这两种情形下是什么使得等同性无法成立(从暗示词"但是"得出);(b)出现两次可剖析的普遍量词"从来没有";(c)与动词"知道"相关的省略部分(即知道什么?);(d)没有被完整阐明的动词"知道"。

(78)治疗师:从来没让你知道什么?
治疗师选择了(c),询问与动词"知道"有关的删减的名词论点。

(79)拉尔夫:她从来没有让我知道她是不是真的爱我(仍然轻声地抽泣)。
当事人提供了遗失的名词论点。他的表层结构包括:(a)一个可剖析的普遍量词"从来没有";(b)两个未完整阐明的动词"知道"和"爱"。

(80)治疗师:你有让她知道你是真的爱她吗?
治疗师再一次选择采用参考指标转换的技巧。他采用的替换和他在(74)中采用的是一样的。

(81)拉尔夫:她知道……

当事人的表层结构包括:(a)与动词"知道"有关的一个省略部分;(b)可剖析部分在语义上对结构完整条件的违背;(c)未被完整阐明的动词"知道"。

(82)治疗师:你怎么知道她知道呢?
治疗师选择了(c)。

(83)拉尔夫:我……我……我猜我不知道。
当事人动摇了,而且之后承认了他无法阐明妈妈通过什么途径已经知道他爱她的过程。这等同于说他模型中的过程没有被阐明。

(84)治疗师:是什么阻挠你告诉她的?
当事人无法明确妈妈通过什么途径已经知道他爱她的过程了。治疗师立即采用其他技巧,询问当事人是什么阻挠了他使用他知道的最直接的方式来传达他的爱给妈妈。

(85)拉尔夫:嗯……嗯,也许什么都没有。
当事人动摇了,考虑到很明显的东西。他的表层结构包括一个限制词"也许"和普遍量词"什么都没有"。

(86)治疗师:也许?
治疗师希望能得到当事人更多的认可。

(87)拉尔夫:我猜我可以。
当事人承认了可能性。

(88)治疗师:拉尔夫,你认为你也能告诉珍妮你对她的感觉吗?
现在,治疗师再次转变了参考指标

| 当事人的妈妈
↓ 珍妮

要求得到当事人改变在关系中的交流过程的承诺,使交流更直接,无需可剖析的部分。

(89)拉尔夫:那有点可怕。

当事人犹豫了。他的表层结构包含:(a)不具有参考指标"那"的名词论点;(b)与动词"可怕"相关的名词论点的删减(即对谁可怕?)。

(90)治疗师:什么有点可怕?

治疗师询问了删减的参考指标。

(91)拉尔夫:就是我可以站起来去告诉她。

当事人提供了删减的索引,表达了对治疗师要求的交流承诺的怀疑。

(92)治疗师:什么阻止了你?

治疗师采用"询问概括化"的技巧,当事人认为可怕的行动后果。

(93)拉尔夫:什么都没有,那就没什么好怕的了。(大笑)

当事人明确他已经做出选择了。

治疗师在这点上转而使用"非后设模型"技巧,与拉尔夫订立了一个约定来保证他已经发现新的可能性是可行的。

摘录2

这个摘录部分发生在一群正在参与演示的受训者身上。贝斯是一位28岁的女性。她结过一次婚,有两个小孩子。演示开始:

(1)贝斯:我应该先做什么?

当事人以向治疗师索要引导开始。

(2)治疗师:告诉我你是到这里来做什么的。在面谈中,你说想要在某事上得到一些帮助(指一小时前的一次两分钟的面谈,其中抽取了五个人来参加这次演示)。

开始,治疗师通过让当事人阐述她来这里做什么,并且提到了之前的对话,让她证实和解释她所需的帮助。

(3)贝斯:让我想想,我来这做什么的……我……我想要得到在……方面的帮助,哎,就是我的室友。

当事人听起来犹豫不决、有点疑惑:(a)她留下一个不完整的表层结构——"在……方面的帮助",停顿,然后说"……是我的室友"。动词"帮助"没有被很完整地阐明;(b)名词"它"和"室友"没有参考指标。

(4)治疗师:室友?

治疗师决定问询名词论点"室友"的参考指标。

(5)贝斯:(打断)卡伦和苏,她们和我共用房子。我们一共有四个孩子。

当事人应治疗师的要求提供了参考指标。她还增加了更多的信息,因此让治疗师能得到一个有关她的模型的更清晰的概念。

(6)治疗师:对这两个人,你想要什么样的帮助?

治疗师做了一个假设:假设名词论点"室友"就是当事人第二个言论中不完整句子中的名词论点。预先假设这种情况,治疗师让当事人回到他的原始表层结构上,并让当事人更深层地阐述过程词"帮助"。

(7)贝斯:她们似乎不理解我。

当事人忽视了治疗师具体的问题,开始描述她的室友。注意:(a)与动词"似乎"相关的与格论点(拉丁语等语言中,名词作为动词的间接宾语或某些介词的宾语的形式)是删减的;(b)当事人在未阐明她是如何得到那些信息的情况下主张了解他人的内心感受——一个被称为"可剖析的"治疗中对结构合理的违背;(c)当事人的表层结构中,包括未被阐明的动词"理解"。

(8)治疗师:你是怎么知道她们不理解你的呢?

治疗师质问了当事人的表层结构,违背了语义上结构合理的条件(可剖析性)。她让当事人描述她是如何知道她们不理解她的。

(9)贝斯:我猜,是因为她们太忙了……

当事人答案的结构在治疗中是不合理的,如:(a)名词论点"它"没有参考指标,(b)谓语"太忙了"存在一个与之相关的删减部分(因为什么太忙了)。

(10)治疗师:是因为什么太忙呢?

治疗师要求得到当事人上一个表层结构中遗失的部分。

(11)贝斯:嗯……太忙了而没有看到我有需要。

当事人用一个新表层结构的形式提供了删减的部分。新的表层结构包括无参考指标的名词论点("需要")。这个特定的名词论点是一个从深层结构中的谓语"帮助"转变来的名词化名词。

(12)治疗师:什么需要?

治疗师要求获得当事人的名词化名词"需要"的参考指标。

(13)贝斯:我需要她们偶尔为我做点事情。

当事人新的表层结构,在"她想从室友那得到什么"上又一次缺少参考指标(某时一定能为他们做某事)。动词"做"几乎是没有被完整阐述的。

(14)治疗师:比如说什么?

治疗师继续要求得到删减的参考指标。

(15)贝斯:她们真的有很多事情要做,但是有的时候我感觉她们是麻木的。

又一次,当事人没有回答治疗师的问题。③ 她的新表层结构是违反治疗中结构合理条件的:(a)"很多事"上删减的参考指标;(b)"有的时候"上删减的参考指标;(c)"要做的事情"中阐述不完整的动词"做";(d)删减的与格名词论点,与动词"麻木"有关的(例如:对谁麻木);(e)通过使用动词"麻木",在未阐明过程的情况下当事人主张了解他人内心的状态,通过她知道的途径——可剖析性。

(16)治疗师:她们对谁麻木呢?

治疗师问询与动词"麻木"有关的删减的名词论点[在深层结构中,选择的是上文的(d)]。

(17)贝斯:我,而且……

当事人提供了删减的论点,并且开始说别的东西。

(18)治疗师:她们是用什么方式对你表示麻木的?

治疗师打断了她,选择让当事人阐明她是如何知道其他人对她是麻木的——选择(e)。

(19)贝斯:你看,我为她们做了很多事情,但是她们似乎都没为我做任何事情。

当事人又一次没有直接回答治疗师的问题。她的新表层结构违反了以下几个治疗中结构合理的条件:(a)"很多事情"和"任何事情"上删减的参考指标;(b)在当事人的表层结构中未被阐明完整的动词"做"出现了两次;(c)"任何事"中可质疑的普遍量词;(d)与动词"似乎"相关所删减的与格名

---

③ 有经验的治疗师能从当事人回答或者没能回答问题的方式进行识别——在这个案例中,具体来说,就是治疗师所提的问题。当事人一直不回答治疗师的问题。如今,我们正致力于用清晰的治疗技巧的模型,来质问这些多样的形式。——详见《神奇的结构2》

词论点——似乎对谁？

(20)治疗师：她们没为你做什么呢？她们没看到你有什么样的需要？

治疗师的问询总能见到的名词论点"那个"的一系列删减的参考指标——(19)当事人表层结构中的"任何事情"和(11)当事人表层结构中的"需要"。

(21)贝斯：我也是人，她们似乎没有认识到这一点。[4]

当事人继续没有回答治疗师提出的问题。新的表层结构包含：(a)在表层结构"我是人"的末尾，由词"也"承载的预先假设。暗指其他人（身份未明的）是人——此处没有参考指标；(b)与动词"似乎"相关所删减的与格名词论点——（似乎对谁）；(c)当事人主张对他人内心状态的了解（她们似乎没有认识到），是在没有陈述她是如何得到此信息的情况下；(d)相对没有完整阐明的动词"认识到"。

(22)治疗师：她们怎么没有认识到你是个人的？

治疗师试图使有关当事人模型的概念清晰——他继续回到"室友事实上做了什么"的说明上——就如同他处理(10)、(14)、(18)、(20)和这个要求时一样。治疗师质问了相对没有完整阐明的动词"认识到"的结构不合理性。

(23)贝斯：她们，她们两个，都从来没有为我做过任何事情。

当事人用一个表层结构来回答治疗师，该表层结构从以下方面来说是可以被质问的：(a)普遍量词——"从来没有"，表明了一种概括化；(b)一个与

---

④ 当事人表层结构中的词"这一点"删减参考指标——也许是暗指第一个从句"我也是个人"。

一般的动词"做"相关的名词论点;(c)未完整阐明的动词⑤"做"。

(24)治疗师:她们从来都没为你做过任何事情吗?
治疗师选择质问概括化。在将句子重新抛给当事人以求得其证实或否定时,当事人强调了原始表层结构中的普遍量词。

(25)贝斯:也不是,并不是从来没有,但是无论她们是否问我,我总是为她们做事。
治疗师对当事人上一个概括化的质问是成功的(即"也不是,并不是从来没有")。她继续陈述了一个新的概括化,根据以下几点可以识别:(a)普遍量词"总是";(b)不具有参考指标的名词论点——"事情";(c)未被完整阐述的动词"做";(d)与动词"问"有关的两个名词论点的删减("问什么?"和"问谁?")。注意,治疗师仍然在尝试找出"谁在做什么事,具体是为了谁?"当事人的意思是,在她那么说的时候,室友没有把她看成一个人。

(26)治疗师:让我想想在这点上我是否理解了。如果某些人认识到你是个人的话,那么无论你是否问了他们,他们总会为你做事情?
治疗师认为,他已经识别了一种概括化——具体来说,是一种等同性:
X没有认为Y是个人=X为Y做事情,无论Y是否问了
他将概括化置于等同性的概括化形式中,让当事人去确认或否认它。

(27)贝斯:好吧,也许并非总是……
当事人在概括化上犹豫了。

(28)治疗师:在这点上我有些不解。你能告诉我如果她们认为你是个人的话,会做的那些事情是什么吗?

---

⑤ 语言学家把动词"做"定义为一个俗语。它表示动作,就好比词"它"表示名词,与代词"他"一样没有具体的意思。

治疗师再次尝试找出"什么",正如他在(22)和(26)中所采用的方式。具体来说,就是在当事人表现出没有被认为是一个人的时候,当事人的室友会做什么事。治疗师承认,他不是很清楚当事人所说的东西。

(29)贝斯:你知道,就好比帮忙洗洗碗、带带孩子之类的任何事情。

当事人开始通过提及一些具体的事情,使概念变得清晰起来。之后她用名词论点"任何事情"又将它抛弃了。

(30)治疗师:你能不能也解释一下你的室友为何应该知道这些事情就是你想要别人帮忙做的?

治疗师一直反复询问当事人是如何知道室友认识到的是什么,如(8)、(18)和(20)中的那样。在这里,他转换了参考指标,询问(通过什么过程)"当事人的室友如何知道当事人自己想要的是什么"。⑥

(31)贝斯:如果她们足够细腻的话,她们会知道的。

当事人用一个我们之前见过的方式做出了回答。具体就是,主张室友在没有阐明她们得到这个信息的过程的情况下,能知道她想要的是什么。另外,当事人的表层结构包含对合理结构条件的违反:(a)与动词"细腻"相关的名词论点的删减(对谁细腻?);(b)与"足够细腻"中的提示词"足够"有关的相对而言的删减部分(为了什么要足够细腻?);(c)与动词"知道"有关的名词论点的删减(知道什么?)。

(32)治疗师:对谁足够细腻呢?

治疗师选择了(31)中的(a)来提问,要求获得删减的论点。

(33)贝斯:对我。

---

⑥ 参考指标转换的采用已经在我们的生活体验中被证明是恰当的,尤其是在当事人处于大量臆想中的时候——对这些基于言语交流的更有效的技巧的合理采用将成为《神奇的结构2》主旨的一部分。

当事人提供了治疗师要求获得的删减的名词论点,使室友的敏感性对她而言变得相对化(更确切地说,就是缺乏敏感性)。

(34)治疗师:如果她们对你足够细腻,难道她们就应该能读懂你的心思吗?

治疗师现在又回到了当事人的表层结构上(31),并且质问了它语义上格式的不合理性(可剖析性),就是(31)中的选择(d),明确地陈述未言明的当事人在(31)中所说句子的假定。

(35)贝斯:读懂我的心思?

当事人表现得很疑惑,对治疗师明确说出她有关"可剖析性"的假定感到很吃惊。

(36)治疗师:是的,其他人怎么会知道你需要的和想要的是什么?你告诉她们的吗?

治疗师继续质问当事人对于室友通过什么得以能够知道她想要的和需要的这一过程的不完整描述,试图得到当事人模型清晰的概念(治疗师的问题转回了当事人(11)、(13)和(19)中的表层结构)。在这点上,治疗师甚至提供了一种他正试着获得清晰概念的过程发生的可行途径——"你告诉她们的吗?"

(37)贝斯:嗯,并非如此……

当事人否认了是她直接告诉她们让她们知道的。

(38)治疗师:并不是怎么样?

治疗师继续要求获得关于过程的描述。

(39)贝斯:我有过一些暗示。

当事人的表层结构具有:(a)与动词"暗示"相关的删减的名词论点(即有关什么的暗示?);(b)仅仅动词"暗示"不能给出关于"室友如何应该知道

她想要的和需要的"的清晰概念；未完整阐述的动词"暗示"与量词"有一点"结合之后，使概念更模糊了；(c)与动词"暗示"相关的名词论点第二次被遗失(对谁做的暗示?)。

(40)治疗师：你是如何做出一些暗示的呢？

治疗师决定询问一个关于暗示过程更完整的阐述，即(39)中的选择(b)。

(41)贝斯：我为她们做了事情。

当事人更完整地陈述了她是如何让室友知道她想要的和需要的东西的过程——她是如何做出一些暗示的——那就是，她为她们做了事情。这个新表层结构在治疗中没能被合理地形成，是因为：(a)它包含一个无参考指标的名词论点——"事情"；(b)它包含未被完整阐明的动词"做"；(c)这个表层结构也许等同于当事人的模型——那就是：

X 给 Y 做了暗示 = X 为 Y 做事情

(42)治疗师：因为你为她们做了事情，然后她们理应知道你要她们做些事情当做回报，是吗？

通过向当事人重复完整的概括化，治疗师决定看看当事人是否会证实这个概括化，即(41)中的选择(c)。

(43)贝斯：你那样说听起来有点好笑。

正如当事人所说，当她自己模型中的概括化被治疗师用一句简单的陈述表现出来时，听起来很好笑。她动摇了，不愿证实这个概括化。她用了未被完整阐述的动词"好笑"。

(44)治疗师：如何好笑了呢？

治疗师让她进一步阐述她说的动词"好笑"。

(45)贝斯：听起来好像我一直都不真诚或者什么的。但是，你不能一直四处要求得到些东西,否则人们将不愿意给你。

当事人的表层结构包含以下对治疗中规范化条件的违反项:(a)"某物"删减的参考指标;(b)"你"(两次出现)删减的参考指标;(c)"一直"删减的参考指标;(d)"东西"删减的参考指标;(e)"人们"删减的参考指标;(f)未完整阐明的动词"是真诚的"和"要求";(g)"一直"中可质问的普遍量词"所有";(h)"你不能四处走"中表可能性的情态动词"不能";(i)"人们将不愿意"中的可剖析的对语义上结构不合理的违反,其中当事人主张在未阐明她是如何得到那些信息的情况下,能知道他人内心的状态;(j)提示词"但是"表明了一个可能暗含的因果关系;(k)与"要求"有关的删减的名词论点(向谁要求得到?)。

(46)治疗师:等等,谁不能一直四处向谁要求得到些东西?

治疗师似乎被这大量的选择搞得不知所措了——他决定问她违反项中的两个:一个参考指标((45)中的选择(b))和一个删减的名词论点((45)中的选择(k))。

(47)贝斯:我不能一直四处向苏和卡伦要求得到些东西,否则她们将不愿给予我任何东西。

当事人的表层结构包含两个治疗师要求得到的部分:(46)中的"谁"对应"我"以及(46)中的"向谁"对应"卡伦和苏"。另外,她的表层结构包括:(a)表不可能性的情态动词;(b)具有删减参考指标的名词论点,即"四处要求得到些东西"中的"东西"和"给予我任何东西"中的"任何东西";(c)可剖析的违反项,即在"他们将不愿意"中当事人主张了解内心状态(不仅是内心的状态,也是今后内心的状态——水晶球般可剖析的);(d)两个未阐明的动词"要求"和"给予",展现了一个模糊、无中心的过程。另外,也要注意当事人表层结构的整个形式——"X,否则 Y",其中 X 包含一个情态操控。在情态操控的部分,我们给出一个包含句子形式的情态操控的质问概括化的技巧,如下:

我不能……

　　否则

不可能

　　否则

某人也许无法……

就是问"否则什么?"在这里,当事人已经提供了后果,那就是"否则什么"的部分——否则Y。具体来说,就是"……他们将不愿意",因此要识别也许能被质问的当事人模型中的所有概括化。

(48)治疗师:我想你说过她们没有用任何方式给你任何东西。

治疗师选择质问当事人的概括化。他通过将当事人的概括化首先转换为一个等同的形式。当事人说:

X,否则Y:(我没有问),否则(她们将不想给予)

如第四章中描述的,这种形式的表层结构等同于:

如果不X,那么Y:如果(我没有问),那么(她们将不想给予)

　　或 如果(我问了),那么(她们将不想给予)

当事人已经告诉治疗师"她没有问"(36)、(37)、(38)、(39)、(40)和(41),以及"她们没给她她想要的和需要的"(11)、(13)、(15)、(19)和(23),他知道当事人概括化的转变是她真实经历的,也就是:如果我不问,她们就不会想给予……

因此,他看到一般化中的"如果"部分是不相干的,用"无论怎样"替换,并展示给当事人,让她来证实或者否认。

(49)贝斯:好吧,她们有的时候会做,但并不是我想要的时候。

治疗师的质问起作用了,当事人否认了她的概括化。她新的表层结构包括:(a)删减参考指标的两个元素,即"有的时候"和"它";(b)未被完整阐明的动词"做";(c)提示词"但是"。

(50)治疗师:当你想要某些事情的时候你有叫她们吗?

治疗师仍在尝试得到一个当事人与她的两个室友是如何向各自传达她们想要的和需要的东西的清晰概念。治疗师让她阐明,当她想要某些事情的时候是否有叫她们。

(51)贝斯:(停顿)……(手放在大腿上,托着脸)呃……(喃喃自语)

当事人正经历强烈的情感。

(52)治疗师:(温柔但直接地)贝斯,当你想要些什么的时候你有问吗?

治疗师坚持尝试获得当事人表达她的需要和想要的东西的过程的清晰概念。他重复了问题。

(53)贝斯:我不能。

当事人用了一个表不可能性的情态动词,略去了这个句子的剩余部分。

(54)治疗师:是什么阻挠你的?

现在,治疗师识别出当事人模型中的一个重要部分。在此,当事人没有选择(53)和(51)。治疗师开始质问当事人模型的限制部分,通过询问"具体是什么"导致她的不可能性。

(55)贝斯:我就是没办法……就是没办法。

当事人简单重复说"她不可能去问",她又一次标示在自己模型的这个领域有很强的情感。从她的说话改变音调和音量上可以看出。

(56)治疗师:贝斯,如果在你想要的时候你问了的话,会发生什么呢?

治疗师继续质问当事人模型中较弱的部分。他转而采用后设模型的另外一个技巧,在情态操控下寻求一个结果。

(57)贝斯:因为如果我从他们那要求得到些事情的话,人们会感到被摆布的。

当事人很乐意给出结果。在她的表层结构中,存在一些治疗中对结构合理条件的违反项,也许是可质问的:(a)情态动词"不能";(b)因果关系"X是因为Y"是根据"因为"来识别的;(c)没有参考指标的名词论点"人们"和"事情";(d)水晶球可剖析性的违反项"人们会感到被摆布的";(e)与动词"被摆布"有关的名词论点的删减——被谁摆布?

(58)治疗师:人们有向你要求得到些东西吗?

治疗师要质问当事人模型中的因果关系或者概括化的必要性。他从转换参考指标开始:

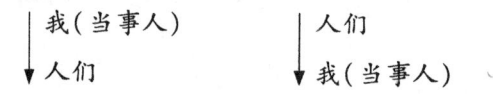

↓我(当事人)　　↓人们
↓人们　　　　　　↓我(当事人)

因此,治疗师集中的概括化的那部分改变了:

↓我向人们要求得到些东西
↓人们向我要求得到些东西

做好这一转变后,他给当事人展示的是供其证实或否认的结果。

(59)贝斯:是的。

当事人证实了她有过此经历。

(60)治疗师:你会总是觉得被摆弄吗?

治疗师接着采用他在(58)中采用的参考指标转换技巧:

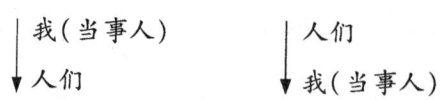

↓我(当事人)　　↓人们
↓人们　　　　　　↓我(当事人)

因此,当事人原始的概括化的其他部分变成:

↓人们感到被摆弄……
↓我感到被摆弄……

治疗师现在展示的是转变后的原始表层结构的部分,通过加强他在普遍量词"总是"上的音调来强调这一主张的普遍性,进而质问它。

(61)贝斯:不,并非总是,但是有些时候我会。

当事人否认了因果关系是必然的——(57)中的选择(b)。她的新表层结构在以下几方面是可被质疑的:(a)"有些时候"上删减的参考指标;(b)几乎被完整阐明的动词"做",或是在这个假定下"做"指的是"被摆弄",然后还有删减的名词论点"被谁摆弄",以及相对来说没有被阐明的动词"被摆弄";(c)暗示词"但是"。

(62)治疗师:贝斯,你是否意识到,三十分钟前,你来我这里问"我是否能和你一起工作?"你是为你自己要求得到某些东西吗?

治疗师继续质问因果关系的概括化——(57)中的选择(b),而不是找寻当事人上一个表层结构中治疗中结构合理条件的违反项。治疗师改变了原始概括化的参考指标。(见81页)

治疗师已经让当事人的概括化与治疗过程中目前的状况趋于相对化:

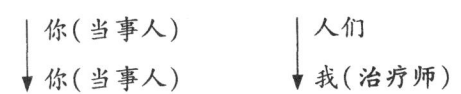

| 你(当事人) | 人们 |
| 你(当事人) | 我(治疗师) |

结果:

你(当事人)向人们要求得到某些东西。

你向我(治疗师)要求得到某些东西。

她对此的注意力在于与当事人的概括化相悖的经历。治疗师让她证实或否认这一经历。

(63)贝斯:(停顿)是的,是的。

当事人证实了她的经历。

(64)治疗师:我会感觉被摆弄了吗?

通过一个读取治疗师心思的练习,治疗师邀请当事人确认她原始的因果关系[(57)中选择(b)]的剩余。

(65)贝斯:我不这么认为。

当事人在确认她的概括化的剩余时,避免了可剖析性。

(66)治疗师:那你能想象一下为自己向你其中一个室友要求得到某些东西,并且她们不会觉得被摆弄吗?

治疗师成功地让当事人否定了在她模型中引起她不满和痛苦的概括化:(a)通过转变参考指标,让她重拾她有过的经历,当其他人向她要求得到某些东西时,她没有觉得被摆弄;(b)通过将她的概括化与治疗中的当下经历相结合。治疗师现在再次转换了参考指标,回到了当事人最初与室友间的困难上。他先问她是否能想象出一个区别于她最初的概括化,具体就是和室友之间发生的例外。

(67)贝斯:是的,也许可以。

当事人证实了这一可能性。

(68)治疗师:你愿意试试吗?

治疗师转而要得到当事人对其原始概括化的例外的承诺,不仅是想象中的,更是在实际经历中。

(69)贝斯:好的,我愿意尝试。

当事人表明她愿意尝试与室友的实验。

(70)治疗师:那你要怎么知道室友是否感到被摆弄了呢?

得到当事人的承诺后,治疗师回到了他对当事人模型概念的中心部分上,在此他仍然还没搞明白——当事人和室友让彼此知道她们各自想要的和需要的东西的过程——与他在(8)、(18)、(22)、(30)、(34)、(36)、(40)和(42)中试着弄清的过程是一样的。

(71)贝斯:她们俩可能都会告诉我。

当事人提供的信息让治疗师弄清了她的模型中室友是如何把她们的感受传达给她的概念。

(72)治疗师：贝斯，当你感觉被摆弄时，你会告诉他人吗？
治疗师现在顺着交流过程的另外一半询问，她是如何让她们知道她的感受以及她想要的。

(73)贝斯：并不会，但我会让她们知道。
当事人的表层结构包括：(a)与动词"知道"有关的名词论点的删减；(b)未被很好地阐明的动词短语"让……知道"；(c)暗示词"但是"。

(74)治疗师：你是怎么让她们知道的？
治疗师仍然试图得到一个关于当事人如何将她的感受传达给室友的清晰概念，质问了未被很好地阐明的动词短语。

(75)贝斯：我猜就是通过我行动时的方式，她们应该能辨别出。
这个新表层结构包含以下几个治疗中对结构合理条件的违反项：(a)"方式"的参考指标的删减；(b)未被完整阐明的动词"行动"；(c)未被完整阐明的动词短语"能够辨别出"；(d)与动词"辨别"相关的名词论点之一的删减(辨别出什么？)；(e)暗示词"应该"。

(76)治疗师：怎么辨别？难道他们理应能再一次读懂你的心思吗？
治疗师坚持要获得从当事人到室友的传达过程的具体细节。

(77)贝斯：嗯，不是的。
当事人否认了"室友理应能读懂她的心思"的观点。

(78)治疗师：什么直接阻挠你将"你不想做某事"或者"你感觉被摆弄"告诉她们？
治疗师选择又一次质问当事人模型薄弱的部分：(57)中的选择(b)。

(79)贝斯：我不能伤害她们的感情。
当事人的回答是一个表层结构，包含：(a)表示不可能性的情态动词；

(b)未被阐明的动词"伤害";(c)语义上结构不合理的因果关系——我导致她们感到受伤;(d)"感情"的参考指标的删减。

(80)治疗师:告诉某人"不",或者说你觉得被摆弄,总是会伤她们的感情吗?

治疗师选择质问"因果关系"语义上结构的不合理性,即(79)中的选择(c),通过插入普遍量词"总是"强调普遍性。

(81)贝斯:是的,没有人喜欢听不好的东西。

当事人证实了这个概括化是自己模型的一部分。另外,她的表层结构包含一些违反项:(a)"没有人"的参考指标删减;(b)"东西"的参考指标删减;(c)可剖析的违反项,"没有人喜欢";(d)一个标识可质问的概括化的普遍量词——"没有人"——所有人都不;(e)与深层结构中的谓语"不好的"相关的删减部分——对谁而言不好?

(82)治疗师:贝斯,你能想象一下你想知道室友是否觉得被你摆弄了,以便你用更细腻的心思对她们吗?

治疗师决定继续质问当事人模型中变弱的概括化。他让当事人想象一个与她模型中的概括化相悖的体验,让她去证实或否认它。

(83)贝斯:可以。

当事人证实了它。

(84)治疗师:接下来,你能想象一下室友想知道你是否觉得被摆弄了,以便她们用更细腻的心思对你吗?

治疗师现在采用的是当事人刚刚证实过的相同的情景。这个时候,他采用了参考指标转换的技巧:

室友	我(当事人)
↓	↓
我(当事人)	舍友

(85)贝斯:嗯嗯嗯(停顿)我想你是对的。

当事人犹豫了,之后证实了这一想象的情形。她的表层结构的答复包含与"对的"有关的名词论点的删减,即你的什么是对的?

(86)治疗师:关于什么是对的?

治疗师询问删减的名词变量。

(87)贝斯:如果当我感觉被摆弄了或者想要什么东西的时候,我让她们知道,之后她们的心思也许会更细腻。

当事人提供了删减的部分,并且承认她明白了打破自己的概括化对她和室友而言都是一次很好的体验。治疗师在这点上转而采用一些非后设模型的技巧,给贝斯一个整合她的新知识、将她的新表象与其经验结合起来的机会。这也让治疗师看到,是否还有其他因素阻碍贝斯将她的需要传达给室友。

在这个章节,我们展示了两个摘录,它们表明治疗师如何采用后设模型技巧进行治疗。这些技巧在治疗中经常碰到,甚至在人为的限制条件下,后设模型技巧的作用也是明显的。在治疗交流中的每个点上,后设模型都为治疗师提供了多种选择。其全面的效果给治疗提供了一个清晰的指导或策略:对当事人模型有限部分的增强和扩大。后设模型本身的用意并不是为了使用,而是作为一个与有效的多个技巧相结合的工具,包含了言语的和非言语的技巧,是包含一切有效的各种形式的心理疗法。现在让我们回到这个话题上。

第六章
如何成为魔法师的学徒

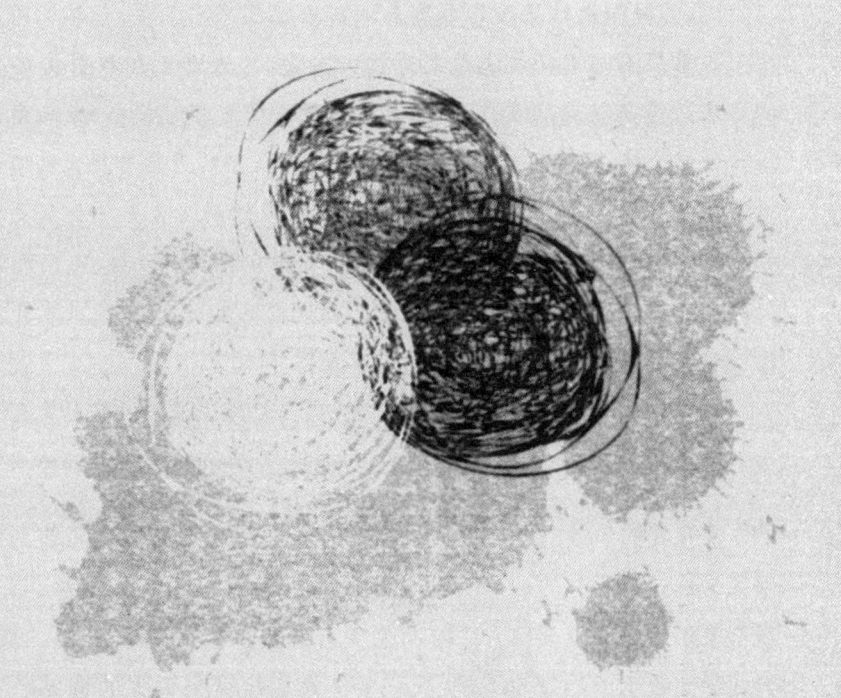

虽然在大多数观察者看来心理疗法各不相同,但不同形式的心理疗法在某种程度上都有效果。这一事实成为多年来的一个未解之谜。这些年间,医生与治疗师花费了大量的精力与创造力在争辩某种心理疗法比其他方法必然优越。幸运的是,近年来此种争论开始消失不见,而且来自不同流派的精神治疗医师开始对其他人的理论和实践表现出强烈的兴趣。正如哈雷所述:

> 过去十年,许多精神科医生开始有了开拓新方法的意识,并引发了诸如行为疗法、训练疗法、婚姻和家庭疗法等创新。对仪式的强调已消逝,并转向由结果而非学历来评判治疗程序。现在,针对不同类型当事人采用不同治疗方法已变得相当重要。(哈雷直接援引艾瑞克森的说法)"掌握技巧的重点之一,是你愿意去学习各种技巧,继而意识到作为一个个体,你与任何一个教授给你特殊技巧的老师有很大的不同。你得从各种技巧中区分出能表现你自身的特殊因素。另一个有关技巧的重点是,你意识到每个来找你的当事人都有着不同性格、不同态度和不同的背景经历。对他使用的方法必须针对他本人来进行,此人是一个以当时的时间及环境作为参照的特殊框架。"
>
> ——《高级催眠技巧及理论》,530~535 页
> (*Advanced Techniques of Hypnosis & Therapy*)

来找我们治病的人在生活中都有痛苦,而且在他们认为重要的事情上几乎无从选择。所有的治疗都应该让此类人满意。这里所说的令人满意,对我们来说意味着以某种方法协助改变当事人的经历并充实它。通过改变世界几乎完成不了治疗。于是,我们的方案是改变当事人的世界经历。人们不直接操纵世界,但必须通过他们对世界的认知或世界观作用于世界。那么,治疗的重点作用于改变当事人的世界观,结果作用于当事人的行为与

经历。

　　人们已开始认识到某些治疗师坚持改变当事人经历的方法有特殊成效，他们心理疗法的表现形式有显著差别。对我们来说，他们心理疗法的方式特别系统化，因为他们有一套强效的技巧直接刺激并扩展当事人的世界观。这些技巧被其他治疗师广泛运用，但缺乏典型先锋的显著成效。在我们看来，先锋治疗师对如何使用这些技巧刺激及扩展当事人的世界观有着很清晰的直觉。换言之，这些治疗师能辨别使用某种特定技巧的适当时机。其他人使用相同的技巧常常导致非常不同的结果：有时他们非常成功，有时他们看起来又都失败了；有时使用这些技巧很恰当，有时却不恰当。

　　据此，本书介绍的后设模型供治疗师在治疗中口述时使用。后设模型是一种可供来自任何心理疗法流派的治疗师使用的工具。它的实用性有两方面：第一，它为治疗的任何阶段指明下一步的清晰方向（即按部就班、以此类推、学以致用）；第二，任何一个人都具备必要使用后设模型的直觉，而他只需对这些直觉有意识。

　　正如我们再三声明的，我们的后设模型根本没有限制治疗师在治疗过程中该做什么的选择权或可能性。恰恰相反，它是作为已成模型的心理疗法中技术与方法相结合而设计的。治疗师所掌握的详尽的后设模型的技巧与方法的一体化不仅会扩大选择范围，通过明确直接地对扩展当事人世界观的干预，它还将增强治疗方式的功效。因此，后设模型提供给治疗师一条明确的治疗方案。

　　最后一章中，我们有两个主要目标：

　　第一，我们将选择并介绍不同形式心理疗法的多种此类技巧。每个案例中，我们将演示这些技术如何绝对地刺激和扩展当事人的世界观。因此，他们与我们在此介绍的清晰的后设模型共同作用于当事人世界观表象的目标。

　　第二，我们将展示这些技术如何通过暗示何时恰当地使用，让他们与后设模型中清晰的步调相联系。

第二个要素:参考结构

我们的经验使我们有可能为治疗语言开发清晰的后设模型,其特点之一是:作为本国语言的使用者,对于我们听到的每句话所代表的意思(深层构造)或表面结构,我们有始终如一的直觉。作为治疗师,通过与我们所知出处的深层构造相比较,我们可以确切知道当事人的表面结构所缺失的东西。因此,通过询问缺少什么,我们开始修复并扩展当事人的世界观——改变的过程。

我们称当事人所述句子的参考结构为深层结构或表层结构。正是由参考结构来感知表层结构句起源于深层结构。深层结构是世界的最完整语言代表,但它不是世界本身。深层结构本身起源于更完整更丰富的源泉,其参考结构是当事人世界经历的所有总结。区分深层结构和表层结构之间所发生问题的程序是三种人类世界观的普遍程序,代表他们自身的规则:概括化、删减和扭曲。在我们通过语言转换模型暗示的概念和方法所创造的后设模型中,这些普遍程序有特别的名字和形式,如参考指数、删减转换和语义完型条件。模型的这三种相同普遍程序决定了深层结构起源(当事人的世界经历)的方式。我们认为,同样的一套特殊定义和机制将在修复深层结构参考构造上继续引导我们。①

正如我们再三所述,在此开发及介绍的后设模型是一个形式模型。具体来说,它是形式上对世界的两个认知:

1. 它是一个清晰的模型——它循序渐进地描述治疗过程的结构。
2. 它是处理形式而非内容的模型。换言之,后设模型对在治疗中所遇到

---

① 我们意在呈现一个更完整更精确的参考结构表象和详细机制,把它们映入《神奇的结构2》中人们所使用的(如语言的深层结构)各种有代表性的系统中。

的内容保持中立。

后设模型是形式上的,它的第一层含义保证它可供任何想学的人使用,即它是可学的,因为它是一个过程的清晰描述;第二层含义保证它总有普遍的适用性[②]——无论处于治疗的任何特殊阶段的学科或内容,治疗师与当事人之间的交流都包含表层结构,而这些表层结构正是后设模型运行所需的材料。

注意,由于后设模型独立于内容,当当事人谈论他最后一次去亚利桑那州旅行的经历或者当他谈论最近与一个亲密朋友的某些特别有趣或痛苦的经历时,后设模型无法区分该当事人所制造的这两种表层结构。这时,治疗师所用心理疗法的特殊形式就将指明治疗阶段的内容。例如,对我们来说,在当事人来找我们看病时,我们感觉到他们的痛苦、对现状的不满,我们通常开始询问他们来找我们希望寻求什么,即他们要什么。无论他们的回答是什么(即使是:我不知道),都是表层结构的形式,接下来我们就要通过使用后设模型技巧进入治疗。我们所问的初始问题不是后设模型所要求我们展现的问题。相反,这是产生于我们治疗经验之外的问题,即我们的治疗经验引导我们明白,对我们来说治疗经验必需的组成部分之一是**了解治疗将带给当事人什么**。

深层结构的充分语言代表——参考结构,是人类经历的全部。作为人类,我们可以确定我们的每次经历都包含了某些因素或组成部分。为了了解深层结构中参考结构的这些组成部分,我们把它们划分成两大类:产生于世界的感受及我们的神经系统收到并处理这些感受时对他们所做的贡献,将这些成分组织进参考结构成为我们母语语言化的深层结构。当我们用神经系统定义世界时,我们从世界所获取的感官的准确性质并不是直接可知的,即使到达我们的受纳系统,根据我们目前的世界观的期望设定并校准它们(向前回馈的定义,Pribram,1967)。当然,我们所创造的世界观遵循世界

[②] 我们展现后设模型时普遍使用的治疗语言为英语。我们坚信它能很容易地供其他语言使用,因为它们由相同形式的原理组成。

制定的系统规定参数——如果我的世界观与世界有很大分歧,它将不是我在世界上行为的合适向导。此外,我们各自的世界观与世界不同的方式存在于我们遵循世界观的三种原则后所做的选择(通常,不是下意识的)。这使我们每个人都有各自不同的世界观,但却生活在同一个真实的世界中。就像深层结构包含某些必要的组成部分,所以深层结构的参考结构也一样。例如,我们从最少五个感官获取感觉,视觉、听觉、触觉、味觉和嗅觉。因此,作为治疗师我们要检查的参考结构的其中一个组成部分就是深层结构是否包含了分别到达这五个感官的感觉,即语言充分表述确实包含了能表现当事人视觉、听觉、触觉、味觉及嗅觉能力的描述。若缺少其中一个感觉,接下来我们要刺激表象,要求当事人将深层结构与它的参考结构重新联系并恢复缺失的感官,由此扩展并丰富当事人的世界观。

当我们还没有为人类经历建立清晰的结构时,我们有一些关于参考结构必要组成部分的建议。除了检查五个感官之外,我们发现使用维吉尼亚·萨提亚的著作中有关家庭系统和交流姿势的生动描述所提出的一系列分类很有效。萨提亚将参考结构分成三个主要组成部分:

1. 背景——世界正发生什么(即在当事人所表述的世界);
2. 当事人对世界正发生事情的感受(同上);
3. 当事人感觉其他人对世界正发生事情的感受(同上)。

在当事人诉说对正在发生的事情的感受,并以遵循后设模型技巧的表层结构形式出现时,我们意识到我们没有把这作为已成熟的深层结构的必要组成部分来强调。无论怎样,当事人对世界正发生事情的感受是任何成熟的参考结构的一个必要组成部分。换言之,如果在参考结构中不能体现当事人的感受,治疗师也许能确定参考结构是不完整的,或者根据本书中所阐述的,是不成熟的。这等同于说,人类的情感是人类经历的一个必要组成部分。

提及这一非常明显的事实的重点,不是建议作为治疗师的你不去意识到人们是有感觉的,而是希望当你问诸如"你觉得这个怎样"(无所谓是什么问题)的问题时,你能认识到实际上你是在询问当事人(比深层结构)更完整的世界经历。而且你提出这个特别问题是询问你所知的当事人参考结构的一个必要组成部分。参考结构的这一特定组成部分对大多数治疗师是通用的,并且对治疗师的工作是一个非常有用的信息。根据完形治疗条件,大多数治疗的不同点以及能使这一问题更权威的是,当事人的回答是一个表层结构。这会使你更多地了解当事人的世界观,在修复参考结构必要组成部分的同时刺激并扩展当事人的世界观。当从后设模型的角度看到这一共同问题时,一个额外且非常权威的问题出现了。这一新问题是萨提亚著作的显著特点,即你怎样看待你对正在发生的事情的感受?请按照后设模型来考虑此问题。这是治疗师要求当事人讲述他对自己参考结构——他的世界观——的感觉这部分的必需要求,特别集中于他对自身世界观的感受。这是一条清晰的道路,直接通往许多治疗师所说的当事人的自尊——当事人参考结构的一个极具权威的区域和一个与改变此人的可能性亲密联结的区域。下面是一个治疗师与当事人的对话,展现了医生如何获取当事人参考结构:

(1)S:保罗只是不在乎清洁屋子。

此当事人的表面结构表明他知道另一个人所表达的意思,只是没有说出他是如何知道的(读心),因此违背了语义完型条件。

(2)T:你怎么知道他不在乎这个?

治疗师选择通过询问当事人讲述更完整的过程来刺激这一语义的背离。

(3)S:他告诉过我。

当事人提供了所要求的信息。然而,他的表层结构删减了一个与谓语"告诉"有关的词——告诉什么?

(4)T:他具体告诉了你什么呢?

治疗师询问了缺少的内容。

(5)S:他说,他不在乎屋子是否洁净。

当事人说出了所缺的内容。

(6)T：当他这么讲的时候，你感觉怎么样？

当事人的参考结构必须包含其对保罗行为的感受，这是作为完形治疗的一个必需条件，治疗师利用这一点提出了问题。

(7)S：我很生气，实际上，非常恼火，这是我们一直以来不断争吵的问题。

当事人说出了她对保罗行为的感受，她的新的表层结构包含了一个全称量词（所有），这区分出了治疗师要刺激的一个认知。

(8)T：你对自己生气有什么感觉？

治疗师忽略了对有关认知的完形治疗条件的背离，取而代之的是选择了下个阶段，询问当事人在其世界观内对自己形象的感受。

(9)S：我对生气有什么感觉？

当事人显得对治疗师下一阶段的问题有些困惑。这是我们的经验中对这一阶段问题的普遍反应；然而，当事人确实知道如何处理。

(10)T：是的，你对自己为保罗生气有什么感觉？

治疗师重复了这个问题。

(11)S：嗯，我感觉不好。

当事人说出了她对自己感觉的感受——她的自尊。

医生要求当事人更完整地叙述动词，开始在这一新阶段开拓当事人的世界观。这一阶段（自信心阶段）是极其重要的，因为一个人的自我形象影响着他组织自己全部经历或参考结构的方式。因此，结构在这一阶段的改变渗透进了当事人的整个世界观。

萨提亚的这些特别的分类及技巧开创了确定参考结构完形治疗完整性

的一套最小必要组成部分。通过观察最有效的治疗师，如萨提亚，我们辨别出了其他可用于体现完形参考结构完整性的最小组成部分的一部分分类，它们是检验当事人参考结构完整性的另一种方法。这些包括：

（a）当事人用现在时描绘他过去经历的方式——这些经常以他行为准则的形式出现；

（b）当事人用现在时描绘他现在经历的方式——当事人现在意识到什么；

（c）当事人用现在时描绘他未来可能经历的方式——他对他预期行为的结果是什么期望。

注意，当事人在表述自己的时候，萨提亚提出四个基本组成部分（当事人的感受、其他人的感觉、背景、当事人对自身感受的感想）将作为这三种表象各自的组成部分出现——过去、现在和将来。我们发现，治疗时，这些分类在尝试帮助当事人开发完整的参考结构的过程中，对于组织我们的世界观和行为很有用处。正如你可能注意到的在第三、四、五章出现的后设模型的清晰技巧中，后设模型包含了在这里出现的关于恢复及刺激参考结构分类的技巧。以"当事人用现在时表述的经历"为基础的原则是以"当事人经历"为基础的认知的另一个名字，如同当事人的期望一样。在每个病例中，当治疗师用后设模型详述的、以完形治疗条件为根据的表层结构形式刺激并丰富当事人的世界观时，当事人将呈现治疗师要求的资料。呈现这些分类的重点是，提供一些关于语言化深层结构的完整成形的参考结构必要组成部分可能是什么的明确建议。除此之外，许多哲学家（任何一位西方著名的认知论哲学家，如传统经验主义的洛克、伯克利、休姆，传统理想主义的康德、黑格尔、费英格等）以及语义学家、逻辑学家、语言学家（如科日布斯基、洪保德、卡纳普、乔姆斯基、塔尔斯基、卡茨等）也许已经给出了完整参考结构必要组成部分的相关建议。

本章的最后，我们将选择并讨论心理疗法不同形式的一些技巧。我们不是在此教授这些技巧。相反，每个案例中，我们将展示技巧如何像目前所使用的方式那样含蓄地刺激当事人世界的表象,以及各种技巧如何与后设模型相结合。我们选择这些特殊技巧仅仅是因为我们熟悉它们,并从我们的经验得知它们是很有用的治疗工具。我们同样也声明我们没有绝对地说它们比其他技巧更有用,也没有说它们更容易与后设模型相结合,而是希望提供一个技巧的横截面并从我们所知的技巧中选择。

重演:经历的即时回放

重演,指让当事人置身于实际或想象经历的技巧。重演可能只包含当事人,或者也可包含其他参与者。

> 通过使用词语作为一个绝对的且没有调查自身特性的行为,它有了自己的生命力。以这种方式具体化这个词,将它作为仍存在或多或少有效的实际作用来去除,并不断改变指示物。重演,是使保持一个人描述他自己或其他人的词语鲜活的一种方式。让他的语言与行动相联系,并使改变和成长的感受出现。
>
> 《整合格式塔治疗》
> (*Gestalt Therapy Integration*, 1973)

对于完整参考结构必要组成部分是什么这一问题,其解答很复杂。幸运的是,对于心理疗法这一解答不需要在治疗中进行。一种避免这一困难同时又能接近当事人参考结构的方式是,让当事人展现源于完全语言形式的经历。③ 例如,某当事人无法对丈夫表达愤怒情绪。当她开始展现一系列表

---

③ 重演技巧必然比单个语言化表象更能引出接近于参考源(原始经历)的表象,因为重演包含了语言化表象与其他表象系统(如语义/物质表象系统)的总和。这里,治疗师协助当事人唤醒和重演原始经历的技能是很重要的。

层结构时,我们知道,接下来根据完形治疗条件最后到达完整语言化的表象。这时,为了确定这一完整语言化表象源于哪个参考结构,我们可以要求当事人演出她无法表达对丈夫愤怒情绪的特别场景。除了重新让当事人的深层结构与充分接近他们的参考结构相联系,重演技巧特别实现了两件事:

1. 在重新创造经历的过程中,当事人开始意识到没有任何深层结构表象的部分参考结构或经历;

2. 重演让治疗师接近两个重要事物:(a)充分接近参考结构自身——当事人的经历,因此提供给治疗师一笔财富,即可用于治疗的精确材料;(b)可直接看到当事人世界观样本的机会。换言之,通过重演,治疗师接近了参考结构。通过与当事人对经历的描述,治疗师有了该当事人典型认知、删减和扭曲的例子。

在当事人重演经历时会发生一系列事件。首先,在当事人通过之前被删减的重演能力重新经历时,他目前的经历自身刺激并扩展了他的世界观,且丢失的部分表象被恢复了。其次,当事人世界观模糊的不集中部分清晰化了,因为重演是一个特别的经历。在这个病例中,是经验上而不是语言上等同于提供给当事人参考指数。重演,本质上是当事人所展现事件的剧本——重演本身代表表象。即它将事件转变回过程,并且在这个过程中显示了一个更完整的过程(等同于后设技巧中更完整的动词)。典型重演的这四个方面在包含当事人初步语言化表象的分界线外部的经历中共同作用,由于重演技巧通过这四个方面暗中刺激着当事人的世界观,如果重演技巧与后设模型技巧连成一体,结果就是重演技巧本身变得更强大并直接清楚地刺激当事人的语言表象。

在任何重演技巧与后设模型完整统一的治疗场景中,治疗师有一套非常丰富非常多的选择。所有这些的共同点是,治疗师在场景中建议当事人描述他持续的经历。正如当事人在重演中与其他参与者的任何其他语言交流一样,这种持续的描述当然也将是表层结构的一个系列。通过采用后设模型,治疗师探询根据完形治疗条件设定的参考结构。这保证重演技巧暗中提供的材料能以完整清晰的方式恢复。重演技巧是为了能更接近当事人语言表象所缺乏部分的起源的参考结构而制定的。重演所提供的更接近的参考结构包含交流的语言及类似形式。

除了以完形治疗条件为依据的当事人持续经历的报告,以及他和其他参与者的交流外,治疗师有这一更完整的表象重演经历本身,就可用此作为类似的参考结构更直接地与当事人口头描述相比较。治疗师可能希望使用前面推荐的完整参考结构的某些必要组成部分。例如,治疗师可通过直接询问那些感受来质疑当事人以保证他明确表达了重演经历的感觉。或者,治疗师可以特别注意当事人是否清楚地表达了分别从五个感官所获取的感觉,即治疗师可以检查当事人是否清楚地看到剧情中其他参与者的行为,或者是否清楚地听到他自己及其他参与者所说的话。

幻想引导——进入未知事物的旅程

幻想引导,指当事人通过想象为自身创造一个新的经历的过程。

幻想,是一个人生命中的膨胀力,他到达并延伸至除了自己以外的直接人类环境或事件……有时这些延伸(幻想)能聚集如此大的力量和尖锐以致它们能引出比某些现实生活场景更有说服力的事件……当这些幻想能在治疗历程中出现时,能量的重生将是巨大的,有时近乎达到不可同化,并常常在一个人的自我感觉中划出新的历程。

《整合格式塔治疗》,255 页

(Gestalt Therapy Integrated ,1973)

幻想引导的目的,是为目前还没显现出世界观的当事人创造一个即使不是整体至少也是部分的经历。因此,幻想引导最适合在当事人的表象太少无法为处理这一方面问题提供充分选择时使用。最典型的例子是,当事人在这种情况或者感觉中可能对处于这种境界,即他在自己的世界观中没有充足的表象,就不能用他认为充足的方式进行反应。通常,当事人经历了很大的不确定并对这种情景的解决方法感到害怕。例如,当事人觉得他无法向儿子表达自己的温柔和亲切。他从来没有表达过这些感受,也非常不确定如果他表达了会发生什么,即使他不知道会发生什么。这时,我们选择使用幻想引导技巧,让当事人通过幻想创造他想要的和害怕的经历。这个经历将作为当事人的参考结构,协助他克服他的恐惧,并最终给他生活中这类问题更多的选择。接下来,幻想引导成为治疗师完成如下两件事的工具:

1. 在当事人以前没有表象或充足表象的世界观中,它提供给当事人一个经历作为表象的基础。这使他有一个未来行为和处理这类问题的向导;

2. 它提供给治疗师一个经历,用于刺激当事人目前缺少的模型。

除了治疗师和当事人两者的收获外,幻想引导是治疗师观察当事人创造一个新的经历和经历表象的机会。这里,治疗师看到了这一新幻想的创造经历了当事人特别使用的认知、删减和扭曲的普遍模型过程。幻想引导经历的使用,与大规模模型操作分类删减修复的后设模型技巧是平行的。这一技巧与重演程序不同,因为重演恢复从当事人的过去为当事人的现在经历引入与参考结构相当接近的某些东西,而幻想引导给当事人的现在创造了一个参考结构。

由于幻想引导是参考结构的创新,治疗师可能希望在引导当事人幻想之前使用完整参考结构的必要组成部分。例如,具体来说,治疗师可通过询问,在幻想的不同点上直接指引当事人表述他的感受,或者指引当事人注意五个感觉之一或者更多来保证一个完整的参考结构在当事人幻想中出现。

在我们的经验中,幻想引导常以隐喻的方式而不是直接表现当事人第一次辨识的问题。例如,当事人在治疗过程中抱怨她不会对同事生气。通过使用后设模型技巧,我们发现这个当事人同样感觉她不会对父亲和丈夫生气,并且实际上,她不能分辨她觉得可以表达生气的人。后设模型中有很多技巧可用于刺激这一认知,然而,幻想引导特别适用于当事人在其世界观中很少或没有这种经历的情况。通过幻想引导技巧,如果当事人在他的幻想中成功表达了对某人(无所谓对谁)的愤怒,那他就创造了一个否认他的世界观认知的新的参考结构。通常,一旦当事人成功产生否认他世界观认知的参考结构,认知就消失了,并且属于认知结果的问题也消失或减少了。

例如,有一次,一位年轻女性来到后设模型技术研讨会。研讨会开始前,她突然变得抓狂,说很害怕自己会变疯。通过后设模型技巧,老师能判断出她感到自己失控了,并不知道自己发生了什么;她的生活混乱,她的将来可怕。老师让她闭上眼并说出她看到了什么。在经历刚开始的困难之后,她开始形容自己正站在一个危险和不安全的大裂缝边缘。老师让她慢慢地进入这个裂缝并勘察它,让她继续报告她所经历的,说出视觉、听觉、触觉、味觉的细节,并不断鼓励她在每个障碍中前进。她终于前进并回到上面,当她又到达顶点时,她注意到仍然是阴天,但无论如何她感觉好一些了。在她睁开眼时,她的害怕消失了,并且感到她能生存和面对一切了。这一经历在这位年经女性能够面对未知经历中开发了一个新的参考结构。通过让她相信无论发生什么事,她总能生存下来,这一新参考结构同样扩展了她的世界观。

幻想引导通过隐喻解决或解答问题,这是指当事人用幻想引导创造一个他认为以前不可能达到的新参考结构或经历的情况。一旦成功解决了新的情况——在幻想中创造的——当事人原始的问题就消失不见或者至少变得不那么可怕了。更典型的是,当事人感觉能处理它了。创造出来的问题与原始问题必须共享一个相类似的结构——它们必须都与当事人世界观里同样缺失的认知相联系。④

一旦治疗师成功地在当事人身上运用幻想引导,这一幻想本身,就是一个适用于重演过程的经历。

---

④ 艾瑞克森通过《高级催眠技巧与理论》(299~311页)里的隐喻,是展现这一解决原则的一个清晰的案例。

治疗中的双重约束

治疗中的双重约束,指在治疗师施于当事人的情景中,当事人的任何反应都超出了当事人世界模型的经历或参考结构。因此,治疗的双重约束通过强制将当事人带入与其世界模型恶化的局限性相违背的经历,以此含蓄地刺激当事人的世界模型。然后,这一经历将作为参考结构用于扩展当事人的世界模型。在后设模型中,当治疗师发现当事人世界模型中缺失的认知时,特别是含有成因—后果、语义病态背离或模型操作时,治疗师可以通过询问当事人这一认知是否必须或总是真实的(第四章)来刺激这一认知,或者在当事人没有这种可用的经历的病例中,治疗师可以让当事人创造一个与他认知相反的经历(通过幻想引导技巧)。如果这三种技巧都不能创造出相反的经历,或者如果治疗师有治疗上的倾向性,他可以选择创造一个双重约束情景,当事人在此的反应与他缺失的认知相反。

治疗期间,在教授一个小组使用后设技巧的课程上,治疗师协助当事人达到在其世界模型中的真实认知。例如"我不能对任何人说'不',因为我不能伤害任何人"。在这一特殊病例中,具体来说,治疗师选择使用后设模型询问当事人"如果你对别人说不,会发生什么事?"当事人回答他们会受到严重伤害,甚至可能会死。注意,名词"任何人"参考指数缺失,治疗师特别询问了谁会被伤害并死掉。当事人非常不安,叙述了她童年的经历,她没有按照父亲的要求与他待在家里。当天晚上回到家后,她发现父亲已经死了,她觉得自己应该对父亲的死负责,认为这是对父亲说"不"造成的。

现在治疗师进入重演技巧阶段,要求当事人重演她所描述的与父亲的场景。即使在重演技巧之后,引发当事人产生认知的原始经历依然是她无从选择是否与父亲待在一起,她仍然坚决地拒绝放弃她的认知。这里,虽然重演技巧在恢复精神经历方面已被证明是有效的,并且提供了刺激当事人世界模型的某些其他认知材料,它自身仍不能否定当事人有关对别人说"不"的后果的认知。注意在此病例中,当事人认知所产生的原始经历的恢复和重演没有否认认知,而仅仅区分出认知的来源。因此,重演之后,当事人这方面的世界模型仍是缺失的——她仍不能想象对别人说"不"将不会产生不可接受的后果。接下来,治疗师选择使用治疗的双重约束技巧。治疗师让当事人走向房间里的其他小组成员,并对每个人说"不"。当事人反应很强烈,拒绝这一任务,做出了更强烈的声明:

不!我不可能对别人说"不"!

不能仅仅因为你要我去做,你就认为我会去做这个。

这种情况持续了数分钟,当事人拒绝完成治疗师为她设定的任务,直到治疗师指出在这段时间里她实际上已经对治疗师说"不"了。然后,治疗师指出了与她的认知相反的事实,他没有受伤,当然也没死。这一经历对当事人很有作用,以至于她立即走出房间并对小组的其他成员说"不"。

思考治疗师要求当事人对小组成员说"不"的情况:

1. 当事人表明她的概括化

我不能对任何人说"不"……

2. 治疗师构建了一个治疗的双重约束要求

对小组里的每个人说"不"。

3. 注意当事人可做的选择,她可能

(a)对小组里的每个人说"不"。

或

(b)对治疗师说"不"。

4. 无论当事人做了哪个选择,她有了一个否定她原来的认知经历。这一经历作为一个参考结构帮助引导当事人以更丰富的方式描绘她的世界。

通过指出(使用后设模型技巧)当事人认知所要求的真实的因果关系在这个经历中是不真实的,治疗师使这一新经历的矛盾性清晰化。

我们发现,治疗的双重约束在这方面特别有作用的方式是把治疗当成家

※ 第六章 如何成为魔法师的学徒 163

庭作业。家庭作业,指与当事人达成协议同意在每个治疗步骤之前完成的某种行为。在这方面,当事人发现了一个认知:

我不能尝试任何新事物,因为我可能会失败。

当治疗师用后设技巧问如果她尝试某些新事物并失败了会怎么样,她回答说不知道,但肯定很不好。她表达了对新事物失败这一后果的惊恐,并重复声明因此她不能尝试新事物。这时,治疗师决定使用治疗的双重约束,并在步骤之间的间隙实施这一约束。在这一步骤与下一步骤之间的每天里,两人达成了一个协议,即她可以尝试某些新事物并失败。再一次注意,治疗师对当事人的要求所创造的情景结构:

1. 当事人在她的世界模型中有这一概括化

我不能在任何新事物上失败。

2. 治疗师制定了与协议的双重约束

在这一步骤与下一步骤之间的每一天,你可以尝试某些新事物并失败。

3. 注意当事人可作的选择

(a) 她能在这一步骤与下一步骤之间的每天都尝试新事物并失败,从而完成协议。

或

(b) 她不能完成协议,这是一个新的经历。

4. 无论发生哪种情况,当事人将有一个经历,这个经历将否定她的认知,并提供一个参考结构增加她在自身世界模型中的选择。

我们没有提出双重约束构成唯一一种家庭作业,而家庭作业是由一个双重约束组成,并更进一步地来说,在会谈或步骤之后通过经历的延伸可以刺激认识。仅仅当这些经历创造否定当事人世界模型缺失部分的一些新的参考结构时,这才是必要的。

在此我们同样要声明,在治疗步骤课程中,家庭作业的布置也很有用,尤其在给当事人提供直接机会尝试在其世界模型中创造任何新事物方面。

同一领域的其他地图

我们是用身体而不是用语言来展示我们的经历。我们用不同的地图在世界上引导自己,它们最根本的区别在于数字和类比的表象系统(Bateson,1973;Wilden,1973)。最有名的数字表象系统是后设模型的关键点——自然语言系统。最经常涉及类比表象系统范例的是肢体表现。有很多治疗主要处理这些肢体或类比表象系统。例如,罗尔芬健身法、生物能量学等治疗方法通过直接作用于当事人世界经历的类比表象来刺激并扩展当事人的世界模型。两种表象系统的结合点在于声音品质的使用——类比系统——用于支持并表达最初的数字系统:自然语言。一个频繁引用的混合系统的例子是,数字和类比表象都出现的梦境。

鉴于治疗的目的,治疗师必须明白完整语言化的表象(一套深层结构)自身,是衍生的世界模型或表象。完整语言表象之外的,是我们所指的参考结构——个人最完整的表象系统,构成其生命历史的存储经历。最完整的世界模型(人的生命经历)是参考结构,不仅是初步数字表象系统的一套基础的深层结构,而且是其他人类表象系统、类比及数字的参考结构。

作为交流者和治疗师,我们练习的最有力的技能之一是,我们作为人类在任何表象系统中展现和交流我们经历的能力。此外,有经验的治疗师会辨识出协助当事人转变表象系统的力量。例如,当事人说她有很严重的头痛,这等同于当事人告诉治疗师她展现了在知觉上使她痛苦的某些具体经历。对治疗师非常有用的一个选择是,转变她的表象系统。具体来说,如果治疗师已判断出当事人有高度完善的能力可以直观地展现她的经历,治疗师告诉当事人闭上眼睛并形容头疼的细节,同时形成对头疼的明确影像。治疗师可以用多种方式协助当事人形成视觉表象。例如,让当事人深呼吸,呼吸节奏稳定后,要求当事人用力将气呼出至她前面的椅子上,在那里创造一个视觉表象。这一表象系统转变的结果是,协助当事人不感到痛苦的表象系统中展示她的经历。将当事人的经历从一个表象系统转向另一个表象系统的技巧的力量很难被过度估计。在《神奇的结构2》中，我们展示了用于鉴别和利用当事人最频繁使用的表象系统的清晰模型。

一致性

不同表象系统可表现出一个人参考结构的不同部分。这些可能同时发生。当两种截然不同的表象系统表达一个人参考结构的不同部分时，有两种逻辑可能性。

首先，一个表象系统表达的部分参考结构适于另一个表象系统表达的部分参考结构。这种情况我们称之为一致的双重信息、一致的或协调的交流。

其次，一个表象系统表达的部分参考结构不适于另一个表象系统表达的部分个人参考结构。这种情况我们称之为不一致的双重信息、不协调或不一致的交流。例如，在治疗步骤中，如果当事人安静地坐在椅子上，轻轻压低声音说：

我很愤怒——该死的，我无法忍受这个。

我们有个不一致的双重信息或交流的典型例子，即数字系统（语言）和类比系统（肢体和声音质量）不相匹配。

治疗时遇到的最不好的情况之一是，当事人保持参考结构的矛盾部分。典型的是，这些矛盾的部分含有适用于同一行为的两种矛盾认知形式。最频繁的是，参考结构包含这些不一致认知的人在两种行为不一致形式之间有固定的、深度困惑或动荡的经历。当治疗师看到不一致或不协调的双向信息交流时，他可以辨识出来。

注意，到目前为止本章介绍的每种技巧中，治疗师所采用的总体策略就是清晰地利用后设模型，来刺激并拓展当事人世界模型中无法展现的部分。典型地是，采用恢复（重演）或创造（幻想引导）治疗的双重束缚形式，以矛盾的参考结构来刺激当事人世界模型的有限认知。这个病例中，不一致的交流本身是一个人不一致参考结构两部分的指示，能为每个矛盾参考结构服务的两个认知。治疗师这里的策略是让这两种矛盾的认知互相联系。通过把这些认知带入同一个表象系统,可以最直接地完成这一策略。

例如,在治疗过程中,治疗师使用后设模型协助当事人在其世界模型中识别认知。

我应该常常感激母亲为我所做的一切。

仅从后设模型技巧知道,这一参考结构为治疗师提供了一系列选择(情态动词:应该;全称量词:常常、一切;缺少参考指数的名词:争辩)。然而,在当事人讲述这一表层结构时,治疗师观察到他紧握右拳并轻轻地敲击椅子的扶手。这区分出了不一致的信息。治疗师忽略了当事人参考结构中完形治疗条件的时间不一致性,选择将当事人行为不一致的碎片带入同一个表象系统,并且进一步通过要求当事人表达数字系统中不一致信息的类比部分。当事人最终以表层结构回应:

我应该常常感激母亲为我所做的,但她常常站在父亲那边,这让我很恼火。

通过使用后设模型技巧,这两种不一致的认识在同一个表象系统里联系起来,直至认知被刺激,当事人到达一个更丰富详细的新的世界模型,即他为某些行为感激母亲,而为另外一些行为对她感到愤怒。

当事人世界模型得到丰富的一个标志是,在不一致交流之前出现一致交流。当事人之前不一致的各个表象系统统一成当事人一个充满力量的经历,⑤这对有经验的治疗师来说常常是显而易见的。

---

⑤ 经历的一致性是当事人完整性保障的部分基础。正如第三章所提到的,如果当事人删减了一部分表层结构或不能分配参考指数给表层结构中的某些因素,治疗师就有多种选择。对表层结构的哪部分被删减或丢失的参考指数是什么,治疗师能有强烈的直觉。治疗师可选择施行这一直觉,而不是询问当事人丢失的信息。这是对当事人的保障,当治疗师要求当事人说出包含那个直觉的一个参考结构时:C:我害怕。T:我希望你说这句话,并注意你说这句话的时候有什么感受:"我害怕我父亲。"之后,当事人说了治疗师建议的表层结构,并注意自己是否有一致或类似的经历。如果结果一致,就证明了治疗师的直觉。如果不一致,治疗师可以使用后设模型技巧询问所缺失的材料。

家庭疗法

家庭疗法指与整个家庭而不是单个当事人相联系的治疗。

> 上面的方法是以观察单个当事人或生活在家庭交互作用下的当事人的症状为基础,包含清晰的理论信仰;即单个当事人的症状与整个家庭之间的交互作用相关。治疗师对家庭疗法的信仰程度,将决定他向当事人传达他所强调的技巧取向。
>
> 《治疗方法》(Therapy),250 页

我们最熟悉的家庭疗法广泛地用于一致性的概念(如萨提亚、贝特森等)。在这里,一致交流是审视家庭成员中的个人或整个家庭的有效工具。实际上,频繁反复发生的不一致交流方式是精神分裂症的主要原因(Jackson,1967)。

到目前为止,我们主要集中于将治疗的后设模型作为指导个人疗法清晰策略的一种方式。现在,我们想简要提及后设模型疗法与家庭疗法之间的关系。简要说明一下,后设模型的总体策略是辨别、刺激并扩展个人世界模型中缺失和局限的部分。对个人世界模型中缺失或有局限性部分的最好指示之一是,此人痛苦或不满的经历。类似地,在家庭中,痛苦也作为经历缺失和局限的模型的明确指示。在家庭疗法的背景下,适用同样形式的后设模型原则。然而,至少还有一个难题:家庭系统不仅仅是家庭中每一个体成员世界模型的集合。具体来说,除了每个成员的世界模型外,家庭成员之间共享着世界模型和他们之间互相影响的方式。在他们的世界模型中,每个家庭成员都有与其他人共享的世界模型。即使仅仅一个三口之家,也具备相当复杂的世界模型,为了了解这些,请思考如下问题:

假设我们用字母 a、b 和 c 来代表家庭成员。在这一家庭系统中,有如下

的认知或世界模型(最少):

a 自己的世界模型;

b 的世界模型;

c 的世界模型;

a 与 b 共同的世界模型;

a 与 c 共同的世界模型;

a 与 b 和 c 共同的世界模型;

a 的世界模型与 b 和 c 共享的世界模型;

b 与 a 共同的世界模型;

b 与 c 共同的世界模型;

b 与 a 和 c 共同的世界模型;

b 的世界模型与 a 和 c 共享的世界模型;

c 与 a 共同的世界模型;

c 与 b 共同的世界模型;

c 与 a 和 b 共同的世界模型;

c 的世界模型与 a 和 b 共享的世界模型。

治疗策略的问题:谁的世界模型对刺激和初步扩展最有用,每个家庭成员认为自己与其他家庭成员共享的家庭系统模型的相似度有多少,这些都是在个人治疗背景中没有发生的复杂情况。我们目前正致力于把这些复杂情况考虑其中,据此建立家庭系统清晰的扩展的后设模型。

总 结

本章节中,我们展现了形式不同的心理疗法中的多种技巧。人类有多种代表系统,其中之一就是语言。每个系统都源于每个人经历的总和——参考结构。通过完善旧的或创造新的参考结构,每种技巧都形成了对当事人世界模型的清晰的刺激、扩展及丰富。此外,我们指出了每个工具如何与后设模型技巧结合,引出一个清晰的治疗重点。我们的目的之一是,展示这些不同心理疗法具体技巧中后设模型技巧整体如何使它们更直接,并因而更有效。我们请你想象一下,后设模型如何帮你改进、扩大并丰富你助人的技能,继而开始或协助你走向魔法师学徒的道路。

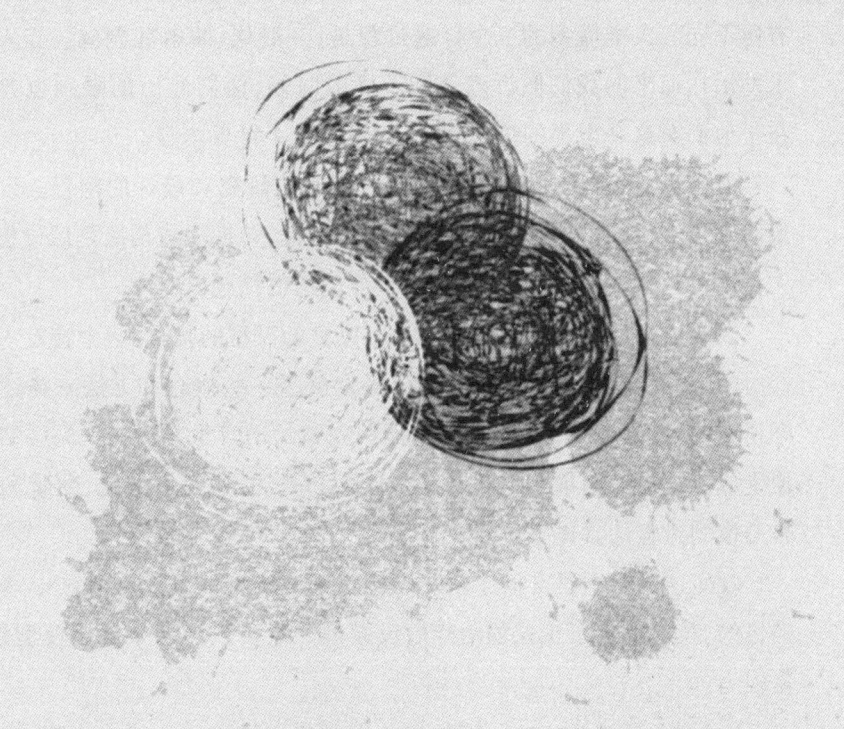

结 论

书中魔法符咒的结构

在这本书中,我们的目的不是否认我们见过的治疗界如同巫师一般的奇才所具有的魔法特质,而是展示这种魔法。它像其他复杂的人类活动一样具有一定的结构,而且只要有方法,人们就可以学会用它。这本书是巫师学徒的学习教材,它本身和它描述的魔法一样,也是有结构的。

人类生活在一个真正存在的世界。尽管如此,我们并没有直接即刻作用于这个世界,而是借助地图或是一系列地图来引导我们的行为。这些地图,或者说描述性的系统,必然和根据人类模型的三个普遍过程所塑造的领域有所不同。人类模型的三个普遍过程是:一般化、曲解和删减。当人们为了求助治疗而来向我们倾诉痛苦和不满的时候,他们经历的限制也典型地存在于他们对这个世界的描述之中,而不是这个世界本身。

人类语言是地图的描述性系统最彻底的研究和最好的阐释。自然语言最明确最完整的模型是转换生成语法。因此,转换生成语法是后设模型——人类语言结构的描述,其本身也是世界经历的描述。

人类语言系统本身源于对一个更完整的模型的描述:某个特定人类生活经历的总和。转换生成语言学家已经发展了一些概念和方法来描述人类实际说话的方式(表面结构)是源于他们完整的语言学描述——深层结构。转换生成后设模型明确地描述了这些概念和方法,这是一般化、曲解和删减的普遍模型过程的具体案例。

改变这些人类语言描述系统的转化生成模型的概念和方法以适应治疗的目的,我们发展了正式的治疗后设模型。之所以说这个后设模型是正式,是因为:

(a)它是明确的;也就是说,它按部就班地描述了治疗的过程,并且保证这个后设模型是可以被学会的。这成就了治疗上一个明确的策略。

(b)它的内容是独立的,对过程结构的处理也是独立的,因此具有普遍的适用性。

后设模型仅仅依赖于每个本土语言者所具有的语言直觉。治疗上的后设模型大体上蕴含了治疗的完善这个概念。这些结构能被人接受的一系列条件是,当事人在治疗中运用的表面结构能够被满足。在治疗中运用适当的语法,治疗师就能帮助当事人展开束缚和限制他们的部分。这会使他们经历更多,有更多机会去享受和获取生活中的金钱和快乐,并且以这种方式充实生活。如果再结合你作为治疗师已经拥有的心灵补网技巧,这个增长和变化过程会被极度扩展。这种增长的语言真的可以称之为"神奇的结构"。

现在你应该知道了,增长和潜力的魔法符咒是你自己能够运用增长的语言去充实你作为一个心灵补网者的技巧,而且你能够运用增长的语言去丰富自己的生活和潜力。

附录 A

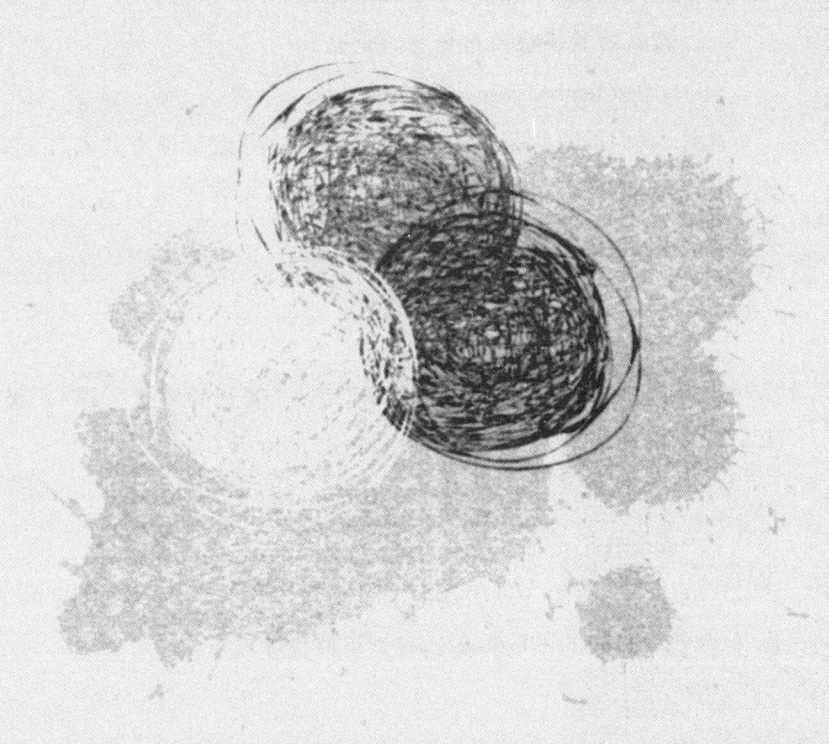

转换生成语法的简要概述

在此,我们想做的是,对人类语言系统的结构做基本概述。这个概述摘自一个正式的语言理论——转换生成语法,是这个理论最简要的概述。①

转换生成语法是用来明确地描述人类语言系统中的模仿现象。你和我,作为人类,对我们语言的结构以及对这些直觉的正式描述的转化生成语法具有一致的直觉。例如,英语本土语言者认为(A)中英语单词的排列组成了他们语言中的一个句子,而(B)中的单词排列却不能组成句子:

(A) Hans' mother called Sigmund up.

汉斯的妈妈给西格蒙德打电话。

(B) Called mother Sigmund Hans up.

此外,我们的直觉是单词"汉斯"和"妈妈"以某种方式共存,而单词"妈妈"和"打电话"却不是这样。当看到句子(C),本土语言者会认出它和(A)有特殊的关系。

(C) Hans' mother called up Sigmund.

汉斯的妈妈打电话给西格蒙德。

他会说它们"说的是同样的事情"或者"表达的意思一样"。最后,英语本土语言者会认为(D)是属于一组特殊句子。

(D) Murdering peasants can be dangerous.

谋杀农民是很危险的。

它组成了英语中一种引起歧义的句子。作为一种自然语言的本土使用者,你和我所具有的不同种类的直觉可以描述如下:

---

① 转换生成语法理论的详细介绍见 Chomsky(1957,1965)、Grinder & Elgin(1973)、Langacker(1973)等。

1. 某些直觉让我可以始终如一地确定,在我的语言中哪些词语排列可以组成有意义的句子(就是规范的排列)。我们称之为"规范化"。

2. 某些直觉让我可以始终如一地确定,一个句子中哪些词是共存的,一起组成更高级别的成分或者要素。我们称之为"成分结构"。

3. 某些直觉让我可以始终如一地确定,哪些句子具有哪些种类的逻辑/语义关联。哪些句子结构或者形式不同而意思相同?我们把这些关联称为"同义"。哪些句子有不止一个意思?我们把这种关联称为"歧义"。

一种自然语言的语法要展示这三种直觉。一种转换生成语法设计以动态方式展示的中心数据是直觉,是本土语言者对我们语言结构的直觉。

"始终如一地确定"的意思是,当我们在任何两个不同的时间描述同一个句子,我们对它结构的直觉是始终如一的,而且其他本土语言者对这个句子的结构也会有同样的直觉。我们作为本土语言者展示的这个行为叫做"受规律限制的行为"。这就是说,尽管我们可能意识不到或者能够说出这些规律,当我们对我们的语言结构做直觉判断的时候我们会用到它,我们的行为能够用某种明确的规律来描述。语言学家以发展规律的系统来创建语法。这种系统明确提出,在规范的语言中,哪种词语的排列可以组成有意义的句子。规律系统的这个特征处理了第一个问题,即关于成员的问题。跟随什么,我们能够区分系统的要素和它的技术性部分。这个系统本身及其主要要素不包括特别难以理解的概念,我们想提醒读者,不要陷入系统技术性部分的困境。也是因为这个原因,我们对它们分章节描述。

语法规范化和断句结构

关于规范性,考虑语法是如何运作的一种方法是想象一个场景。我们有一个大篮子,里面装满了小纸片,每张纸片上写着一个英语单词。我们的朋友,阿提柯和我在一起。阿提柯是埃塞俄比亚东南部达森尼驰部落的成员。

他既不会说英语,也听不懂英语。他一次取出10张纸片,按照从篮子里抽取出来的顺序,把它们从左到右排列在他面前。现在,他的任务是确定每列的10个单词是否能够组成英语规范的顺序。我们能给他提供的帮助只是语法或者系统的规则,他可以用这些语法或者规则来确定哪些排列是规范的。从这方面来看,语法是一个做决定的过程,把所有可能排列的英语单词分开,组成一组规范的排列和一组不规范的排列。因为阿提柯不懂英语,这些规律必须是明确的。他运用这些规则对任何排列做判断时,不能建立在他的直觉之上。进一步来讲,如果这个规则系统包含一个恰当的语法(关于规范性),那么规范组的每个成员都会被英语本土使用者判定为规范的,而其他组的成员没有一个会被认为是规范的。我们会简要地展示这种转换生成语言学家运用的规律系统。如果我们首先讨论组分结构(constituent structure),这些规律系统会更加清楚。思考下面的句子:

(1) Dick admitted Spiro had contacted the boys at ITT.

　　迪克指认斯皮罗曾接触过在美国国际电话电信公司工作的那些男孩。

句子(1)是由我、你和所有英语的规范使用者断定的。现在问问你自己,你是否能够发现这个句子的内部结构。例如,你是否发现词语"the"(这个)和"boy"(男孩)以某种直觉方式互相牵扯,而词语"boy"(男孩)和"at"(在)却没有这样的牵扯。又或者,是否词语"had"(曾经)和"contacted"(接触)以某种方式互相牵扯,而"contacted"(接触)和"the"(那些)没有这样的牵扯?对于英语的本土使用者,这两个问题的答案都是肯定的。通过这个句子,我们可以继续用我们关于句子内部结构的直觉去判断,怎样把这些句子中每个词语分组成为更高等级的多重词语单元。完成分析这个句子的第一步之后,我们可以再次开始,把原归类或要素分组称为更高级的要素。例如,要素"had contacted"(曾接触过)和"the boys"(那些男孩)以某种方式互相牵扯,而"Spiro"(斯皮罗)和"had contacted"(曾接触过)没有这样的牵扯。这个过程是反复迭代的。像你和我一样,英语本土使用者关于他们语言的组分结构的直觉是始终如一的。这里再次申明,我们这里所说的"始终如一"的意思是,无论是现在还是十年后,对于同一个句子,我们对它的内部结构的判断是恒久不变的。此外,我们的判断和其他此语言的本土使用者的判断是相互匹配的。在转换生成语法中,这种直觉用"树形图"的方式来展示。这里有一个把我们的直觉用树形图来展示的简单过程:在我的直觉分组中互相牵扯的词语由同一个树枝节点支配(链接)。根据我们对原归类的直觉"the"(那些)和"boys"(男孩)互相牵扯。因此,树形图包括如下结构:

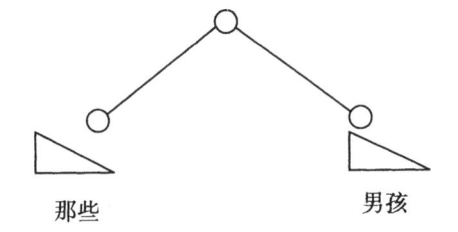

```
         O
        / \
       O   O
      /|   |\
     那些  男孩
```

在实际的树形图中,树枝节点(这里展示的是 O's)有标记来表明他们的词性,例如"S"作为句子(Sentence)的缩写,"NP"作为名词词组(Noun Phrase)的缩写,"VP"作为动词词组(Verb Phrase)的缩写,"N"作为名词(Noun)的缩写,"V"作为动词(Verb)的缩写,"Det"作为限定语(Determiner)的缩写,"PP"作为介词短语(Prepositional Phrase)的缩写,"Prep"作为介词(Preposition)的缩写等。要素"那些男孩"(the boys)的实际表示如下:

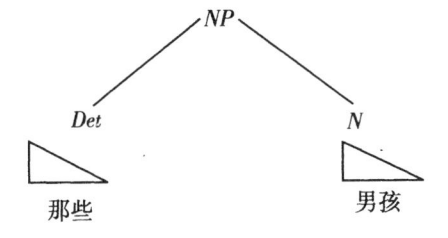

```
         NP
        /  \
      Det   N
      /|    |\
     那些  男孩
```

树形图(2)展示的是我们对于句子(1)内部结构的直觉:

现在,知道了把归类和组分结构往树形图上绘制的过程,你可以阅读这个树形结构,看看是否你的直觉和我们的互相匹配。例如,这些词语"曾接触过在美国国际电话电信公司工作的那些男孩"(had contacted the boys at

ITT)构成了一个要素(VP 动词词组),但是"斯皮罗"和"曾经接触过"没有构成要素。这在树形结构中通过第一个句子被一个单独的节点完全支配的事实展示("支配"在这里指只支配这些词语而没有其他词语的节点),但是这里没有。

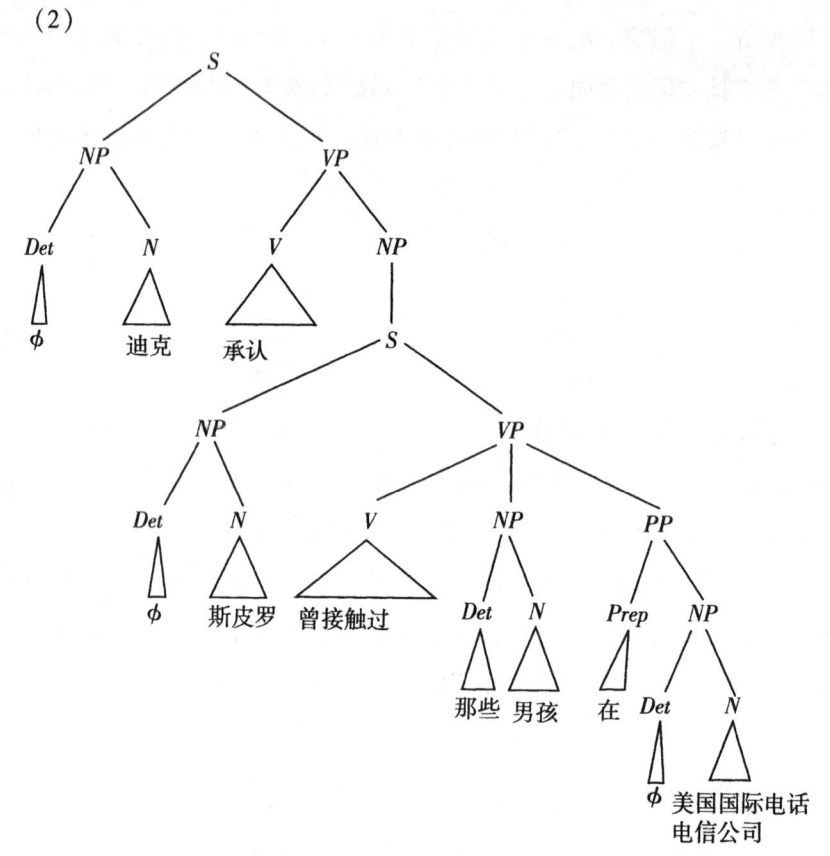

(2)

```
                    S
                   / \
                  NP  VP
                 / \   / \
               Det  N  V  NP
                △  △  △   |
                φ  迪克 承认  S
                            / \
                           NP  VP
                          / \  /|\
                        Det N V NP  PP
                         △ △ △ /\  /\
                         φ 斯皮罗 曾接触过 Det N Prep NP
                                        △  △  △  /\
                                       那些 男孩 在 Det N
                                                  △  △
                                                  φ 美国国际电话
                                                    电信公司
```

完全支配词语"斯皮罗"和"曾接触过"的单独节点。我们早就指出,语法是规则的系统。那么,这个具体化树形图(2)的规则系统是什么样的呢?为了更清楚地向你回答这个问题,我们想把重点往正式的或者逻辑的系统方向做一点偏移。

正式的系统

正式的系统由三部分组成:[②]

一个词汇表

一组原理

一组构成或派生的规则

正式的系统中更重要的概念(这里指对于我们的目的)可以用一个十分简单的系统阐明——"模拟程序设计语言"。

模拟程序设计语言系统

词汇:)__,__(,*

一组原理:*

构成或派生的规则:

  (a) * →) * (

  (b) * →φ

(符号 φ 代表的是空排列)

符号"_"意思是,位于它左边出现的素材可以被位于它右边的素材所代替(被重新写为)。现在,让我们发动模拟程序设计语言系统,观察它运行的方式。这种正式系统的元规律(规律的规律)详细说明了我们必须对自己创造的系统中的每个表述做出解释。这里有两个可能的解释:我们写下来的是这个系统的一个原理,还是从我们刚写出来的字行派生出来的规则的具体化代替品。开始的时候,因为没有字行存在,第一个字行一定是这个系统的原理:

[②] 详细讨论见逻辑学文稿介绍,如 Tarsky(1943)、Kripke(1972)。

字行	理由
*	这个系统的原理

检查我们刚刚写下来的这个字行,确定是否写下的某些符号位于派生规律的左边。符号"*"是唯一的候选符号,而且事实上它出现在模拟程序设计语言系统两个派生规律的左边。然后,选其中一个规则,写出下一字行:

字行	理由
*	这个系统的原理
)*(	根据派生的规则(a)

重复这个过程,浏览最后一字行,然后对比这些符号和重写的箭头左边出现的符号。在这个系统中,只要我们继续选择派生的规则(a),系统就会继续。③

假设再选择规则(a)两次,当我们见到这个排列最下面的字行时,我们发现没有符号出现在重写的箭头左边。

字行	理由
*	这个系统的原理
)*(	根据派生的规则(a)
))*((	根据派生的规则(a)
)))*(((	根据派生的规则(a)

如果我们选择派生规则(b),会发生什么?

字行	理由
*	这个系统的原理

---

③ 因为我们选择派生规律(a)的数量是没有限制的,所以没有长的句行排列,生成的句行是无限的。事实上,如果检查派生规律的结构,你会发现这些原理扩展成它自己了,也就是符号"*"出现在重写的箭头两边。因此这个符号不断地代替它自己。规律系统的内在功能叫做递归,它确保了这个系统能够生成无限的派生字行。

)＊(　　　　　　　　　　　根据派生的规则(a)
))＊((　　　　　　　　　　根据派生的规则(a)
)))＊(((　　　　　　　　　根据派生的规则(a)
))))　((((　　　　　　　　根据派生的规则(b)

现在,这个过程结束了。其结果是,字行上到下的收集,称为派生。任何这种派生的最后字行称为这个系统的一个原则,被认为是在这个系统中已经被证实的。最后,一个系统的词汇中的一个排列如果是该系统的一个原则,那么它就是规范的。从整体的角度来看这个系统,我们会发现该系统中词汇的一个排列对于该系统是规范的,以防出现源于系统规律的派生过程,通过某个左边没有出现任何符号的排列的派生规律形成系统的派生规律——一个原理。如果我们收集一个系统所有的原理,我们就有一套这个系统词汇中规范的排列。

现在,我们想清楚地画出模拟程序设计语言系统和自然语言系统之间的平行结构。作为一个语言学家,我们面临的第一个任务是详述自然语言系统词汇中的规范排列,为此我们试着构建语法。例如模拟程序设计语言,如果我们能够详述一个类似原理的规则系统,这个原理是为那个语言中本土使用者认为规范的所有词语的排列而提出的,那么我们就成功回答了成员资格这个问题。

成员和要素的一些技术性部分

结构问题

让我们看看自然语言的规律系统是什么样的。

深层系统

词汇:S(句子),NP(名词词组),VP(动词词组),N(名词),Det(限定

语),V(动词),PP(介词词组),Prep(介词)

原理:S

派生的规律：

$$(a) S \rightarrow NP \quad VP$$

$$(b) NP \rightarrow \begin{Bmatrix} Det\ N\ (PP) \\ S \end{Bmatrix}$$

$$(c) VP \rightarrow V\ (NP)\ (PP)$$

$$(d) PP \rightarrow Prep\ NP$$

$$NP \rightarrow \begin{Bmatrix} Det\ N\ (PP) \\ S \end{Bmatrix}$$

圆括号中的符号可以省略，大括号里面的符号表示另一个选择，例如，选择一个字行的符号或者另一个字行的符号，但是不能两者都选。

这个系统的元规律和刚才提到的模拟程序设计语言一样，即派生的每一字行必须是一个原理或者可以从上一字行按派生规律派生而来。应用我们曾在模拟程序设计语言中应用的过程：

字行	理由
S	这个系统的原理
NP VP	根据派生的规则 a
Det N VP	根据派生的规则 b
Det N V VP	根据派生的规则 c
Det N V S	根据派生的规则 b
Det N V NP VP	根据派生的规则 a
Det N V Det N VP	根据派生的规则 b
Det N V Det N V NP PP	根据派生的规则 c
Det N V Det N V Det N PP	根据派生的规则 b
Det N V Det N V Det N Prep NP	根据派生的规则 d
Det N V Det N V Det N Prep Det N	根据派生的规则 b

◆附录 A 185

把派生以树形图的形式画出来并不难,回到派生的第一字行,然后开始逐行阅读这些派生。每个字行中都应用了一个派生的规律用一个符号来代替另一个符号(a)。字行中的其他符号被简单地从上面的字行直接拿下来或者再复制。这些符号不包含新信息,因此是多余的。我们用清除或者删除派生的每个相继字行中所有符号的方式去除多余,这不受应用的派生规律的影响。如果我们演示派生的第一字行的运作方式,可以作出如下图示:

```
              S
        NP         VP
    Det    N    V    NP
                     S
                     ·
                     ·
                     ·
                     ·
```

现在回到派生的第一字行,随着我们的继续阅读,我们把在上面字行中每对临近的字行被代替的符号和每对下面字行中代替它的符号连接起来。前几字行的结果是:

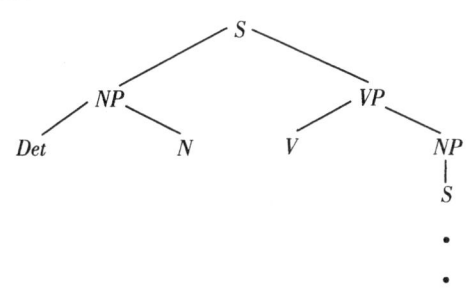

```
              S
         ┌────┴────┐
        NP         VP
       ┌┴┐       ┌─┴─┐
     Det  N      V   NP
                     │
                     S
                     ·
                     ·
                     ·
```

当我们对这整个派生实施这两个过程的时候,我们可以画出如下树形图:

(3)

这个树形图和前面讨论的树形图(2)是相同的,除了英语单词和树形图(2)的最低节点是相互联系的。要应用这些,我们需要一本词典(或者扩展的词典)。这个词典提供了所有包含某种附加信息的英语单词。例如,词典中列出的动词以什么样的树形图表现出来。如果这个V节点后面跟着一个名词词组节点,④就像树形图(2)中那样,动词"承认"适用于一个V节点下的树形结构,但是如果没有节点跟在V节点后面,V节点下的树形结构不能被代替,如下所示:

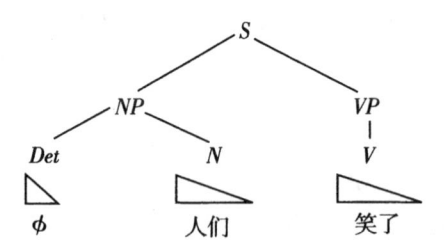

词典中的这种信息防止了不规范的排列出现,⑤例如:

* 人们承认

* 迪克嘲笑斯皮罗曾接触过在美国国际电话电信公司工作的那些男孩。

---

④ 这事实上是不完整的,因为动词"指认"在树形结构中后面接的是两个名词词组节点。我们将会在后面改正它。

⑤ 列出的句子中,结构对所包含的动词的要求正在被破坏。例如,动词"大笑"后面不跟名词词组。更传统的语法中,动词"大笑"是不及物动词,不能直接作用于宾语。

对于名词,这本词典提供了这个名词可以接什么样的动词的信息。这个信息防止不规范的排列,⑥例如:

＊墙笑了。

＊墙承认斯皮罗曾接触过在美国国际电话电信公司工作的那些男孩。

总的来说,这本词典包括充分的信息来刻画动词及其随附的名词词组之间的独立。关于这本词典,我们现在只需要一个组分规律来对照树形图检查词典中的信息,如果其中的信息和树形结构没有矛盾,就把包含词放在最低节点。如果我们实施树形图(3)的代替运作,其中一个结果将会是树形图(2),这里的重复是为了方便。

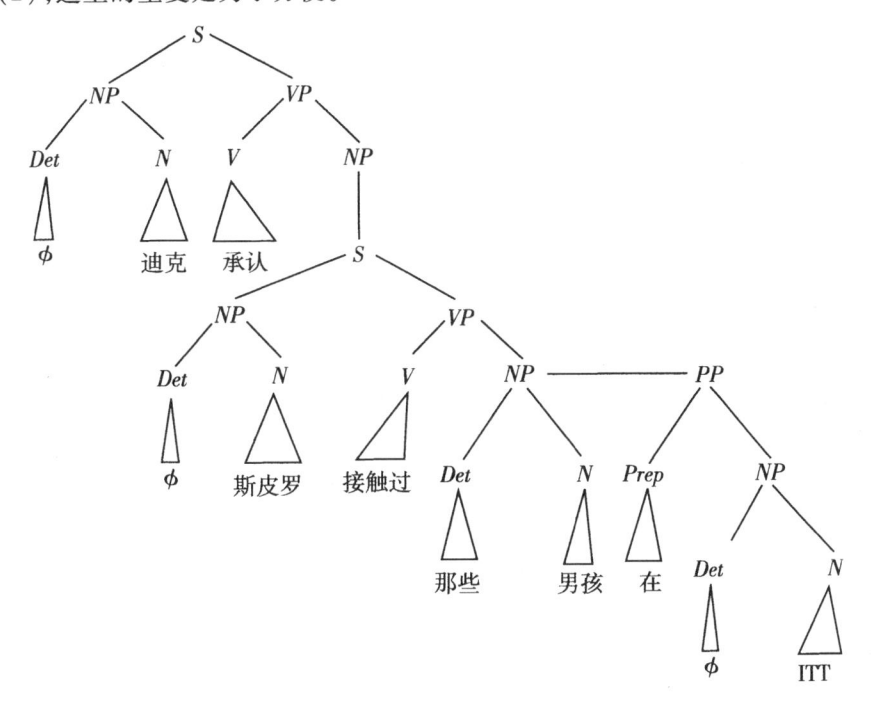

---

⑥ 列出的句子中,语义必要条件或动词选择的制约因素正在被破坏。动词如"大笑"和"指认"要求其主语必须是人(或者至少是有生命的)。

那么,深层系统为我们做了什么呢?首先,深层结构展示了关于组分结构的直觉。如何展示的呢?检查深层结构的派生规律。例如规律(d):

　　介词词组→介词　名词词组

除了被简单地译为派生的一个规律,规律(d)还可以被译为组分结构的一个规律。总之,它主张介词短语(在英语中)由一个介词后面接一个名词短语组成。通常,派生的每个规律都详述了出现在重写的箭头右边的符号都是被完全支配的要素,因此它们是出现在箭头左边的符号的代替物。第二,深层系统是第一个对规范化直觉系统的逼真性展示,也就是说,英语的句子是什么。深层系统给出的答案是深层系统的所有命题。我们怎么确定深层系统的答案是否正确呢?原则上,我们只要启动深层系统,收集所有的命题,将之与该语言的本土使用者确认的句子进行对比。事实上,英语中有些规范的句子却不是深层系统中的命题,这说明深层系统并不是一个完整的答案,例如句子(4):

(4)在美国国际电话电信公司工作的那些男孩被迪克指认曾和斯皮罗接触过。

我们如何确认句子(4)是深层结构中的一个命题?首先统观句子(4),用我们的直觉来确认合适的分组是什么,它们对应的树形图是什么样的。例如,我们注意到最初分组的词语"在"和"美国国际电话电信公司"以某种形式共存,而"男孩"和"在"、"美国国际电话电信公司"和"被"都不是共存的。进一步分析这个句子,我们发现要素"被指认"和"被迪克"以某种形式共存,而"在美国国际电话电信公司工作"和"被指认"、"被迪克"和"曾和……接触"都不是共存的。系统地着手这个句子之后,我们能够用树形图(5)来描绘我们的直觉。

(5)

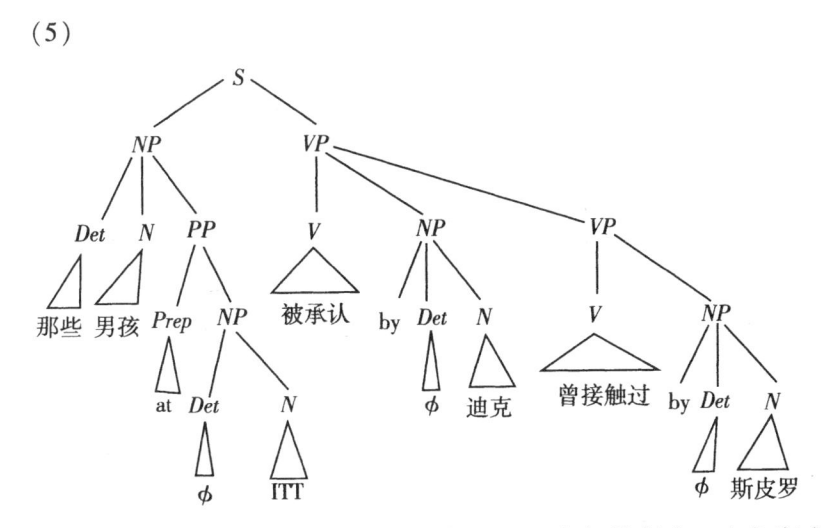

```
                              S
                    ┌─────────┴─────────┐
                   NP                   VP
              ┌────┼────┐        ┌──────┼──────┐
             Det   N   PP        V     NP      VP
              △    △  ┌┴┐        △    ┌─┴─┐  ┌──┼──┐
             那些  男孩 Prep NP  被承认  by Det  N  V   NP
                      │   ┌┴┐          △   △  △  ┌──┼──┐
                      at Det N         ɸ   迪克 曾接触过 by Det N
                          △  △                          △  △
                          ɸ ITT                         ɸ  斯皮罗
```

我们在这个树形结构中展示的直觉做了一些有趣的断言。它们断言有一个要素由"被"组成,后面接的是一个限定词,然后跟着一个名词,这三个要素都完全被名词短语节点支配。这个断言能够充分展示深层系统只是成员问题的部分答案。怎么判断的呢?检查深层系统的原理,详述什么样的要素是完全被名词短语支配的,是派生的原理(b)。因为没有派生的原理像这样"被"+"限定语"+"名词"来扩展名词短语,我们可以看出深层系统的派生中没有名词短语直接支配要素"被"的案例(因此深层系统的命题中也没有)。为了使这个构造能够呈现出来,这个结构必须有一个规律。因此我们总结出:

在英语中,至少有一个规范的排列是深层系统列举不出来的。但是,在我们试着找出附加系统或者其他附加的派生规律来补充深层系统的方式之前,我们想谈谈我们关于"同义"的直觉。

同义

检查你关于句子(2)和(4)之间关系的直觉,下面再次列出这两个句子。

(2)迪克指认斯皮罗曾接触过在美国国际电话电信公司工作的那些男孩。

(4)在美国国际电话电信公司工作的那些男孩被迪克指认曾和斯皮罗接触过。

英语的本土使用者判断句子(2)和(4)是同义的。同义现象是两个(或者更多)句子之间,总是具有同样的实际价值的一种关系——它们总是两者都对或者都错。换句话说,假设在句子(2)和(4)中,词语"迪克"和"斯皮罗"与"在美国国际电话电信公司工作的那些男孩"指的是同一些事物。你能否在逻辑上始终如一地想象,这些句子中哪个是正确的、哪个是错误的?如果你不能判断,那么这一对句子就是同义句。因此,不仅句子(4)展示了一个对立的例子来声明深层系统是关于规范性适当的语法,并且它和句子(2)一起提出了争议:对同义现象的直觉怎样显示出来,如何断定哪些不同形式或者结构的句子具有同样的意思。换句话说,作为英语的本土使用者,识别出它们具有完全不同的形式和结构,句子(2)和(4)有一种特殊的意义关系称为同义关系。在这两个句子中,被描述的"指认"是一种活动或者关系。这种活动是由一个叫"迪克"的人实施的,他把指认汇报给哪个人并没有详述,而且指认的内容是"斯皮罗曾接触过在美国国际电话电信公司工作的那些男孩"。此外,还描述了一个附加的活动或者关系,就是"接触"。这个接触的动作是由一个叫"斯皮罗"的人实施的,被接触的人详述为"在美国国际电话电信公司工作的那些男孩",而"斯皮罗"和在"美国国际电话电信公司工作的那些男孩"接触的内容没有详述。我们现在描述的这种直觉指意义或者逻辑关系。再次从逻辑系统借用一些术语,我们提及"指认"或"接触"等活动或关系时称它们为谓语(predicates)。[7] 我们把和这些关系或者谓语相关的名词词组称作"谓语的参数"。运用这些术语,我们可以描绘句子(2)和(4)中的语义关系。这些同义句中主要的语义关系或者谓语是"指

---

[7] 见任何谓语分析的介绍。

认"。谓语"指认"有三个参数:做指认的人(例如迪克)、汇报的对象(没有详述)和指认的事实(斯皮罗曾接触过在美国国际电话电信公司工作的那些男孩)。我们可以用逻辑系统的一个形式来表示这些直觉:

(6)指认(迪克,____,斯皮罗曾接触过在美国国际电话电信公司工作的那些男孩)

这里谓语详述了和谓语相关的参数的数目,空白处暗示了一个缺失的参数。第三个参数很复杂,它本身由谓语及其参数组成。

(7)接触(斯皮罗,在美国国际电话电信公司工作的那些男孩,____)

谓语中没有被详述的参数"接触",在此详述了斯皮罗和在美国国际电话电信公司工作的那些男孩接触的内容是关于什么的。我们可以把句子(6)和(7)中的信息结合为一种形式:

(8)指认(迪克,____,(接触[斯皮罗,在美国国际电话电信公司工作的那些男孩,____]))

转换生成语法在深层系统原则的层面展示了这些语义关系。如果检查句子(2),你会发现除了缺失的参数,逻辑的或者语义的关系被直接表达了出来。例如,谓语及其参数的连续排列,语法关系(如动词的主语[动词左边的第一个名词短语]和逻辑关系[如哪个参数是第一位的])是平行的。动词"指认"的主语和谓语的第一个参数是同一个名词"迪克"。注意,事实是语法关系和逻辑关系相互平行,如果有办法从同一个结构中提取句子(2)和(4),那么句子(2)和(4)是同义句。事实上,这是转换生成在语法系统中具有的功能。

转换生成的成分

基于我们已经说过的,转换生成必须要解决的困难至少有两个:一是转换生成系统必须能够展示深层系统所不能展示的,关于句子规范性的直觉,例如句子(4);二是转换生成必须展示我们所具有的直觉,认为句子(2)和(4)的意思是一样的,也就是同义关系。这两个目标能够通过源于深层系统的转换生成,以及源于深层系统的作为这个系统原理的这种语言的所有句子转换生成。然后,同义句子的来源就以这种方式起作用:只要源于同样的原理,这两个(或者更多)句子被认为是同义的。我们想进一步观察转换生成系统。

转换生成成分的过程

转换生成系统是这样的:

系统/TRANS

词汇:深层系统的词汇加上可变的名字 X、Y、Z 等。

原理:深层系统的命题。

派生的规律:英语的转换生成。

在深层系统中,派生的规律是这种形式:

A→BCD

也就是说,某个符号被其他一个或者一些符号所代替。在转换过程中,派生的规律稍微有些不同。两者都包含两个部分:结构指数和结构变化。结构指数的作用是识别被转化生成或者操作的树形图结构。我们以被动的转换生成为例,其结构指数是:

X　NP^1　V　NP^2　Y

我们对这个公式进行了如下分析。被动的转换生成的结构指数选出具有如下形式的任意一个树形结构:节点的任意一个排列(被可变的名字 X 覆盖)接续一个名词词组(记为 NP^1),再接续一个动词,然后再接续另一个名词词组(记为 NP^2)。这个节点上带标签的公式识别了树形图的整个分类,详述了它的结构,树形图如下:

```
        X . . . . . . . . . Y
                  .
                  .
                  S
                 / \
               NP¹   VP
                .   / \
                .  V   NP²
                .  .   .
                .  .   .
                   .   .
```

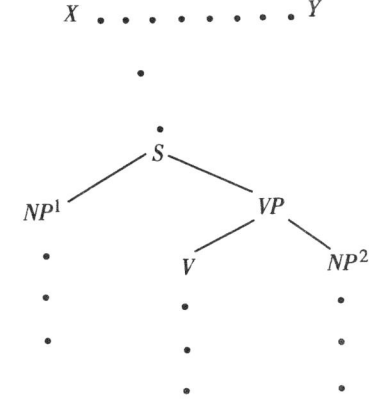

一旦结构指数选出了合适的树形图,那么它们就可能被转换生成或者画成一个新的树形结构。第二部分是结构变化的作用,详述输入树形图需要做哪些变化;也就是说,结构变化详述了树形图的输出结构。被动的转换生成的结构变化是:

$X \quad NP^2 \quad be + V + en \quad by + NP^1 \quad Y$

转换生成的结构变化可以指示我们为了得出输出树形图而变换输入树形图。具体来说,被动的转换生成的结构变化详述了输出树形图的结构是被原可变量 X 覆盖的同一个节点,后面接续一个在输入树形图中动词右边的名词词组(NP^2),后面接续要素"be",后面再接续动词,后面再接续要素"en",后面再接续要素"by",后面再接续原来出现在动词左边的名词词组(NP^1)。因此,在树形结构中,转换生成的输出是:

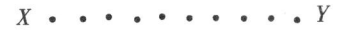

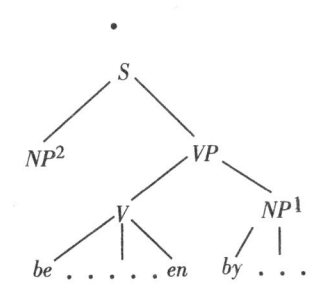

```
        X . . . . . . . . . Y
                  .
                  .
                  S
                 / \
               NP²   VP
                    / \
                   V   NP¹
                  /|\  / |
                 be .en by ...
```

那么,在更普遍的措辞中,被动的转换生成的效果首先是改变结构指数中两个名词词组的序列,接着是增加一些新的要素。⑧ 为了展示派生的这种规律和深层系统中的规律之间的共同点,注意,我们能够用同一格式来表达这种转化生成,就像我们曾在深层系统派生规律中使用的那个格式一样:⑨

$X\ NP^1\ V\ NP^2\ Y \rightarrow X\ NP^2\ be + V + en\ by + NP^1\ Y$

箭头左边出现的信息是结构指数,右边出现的信息是结构变化。我想指出两种规律的一些不同:(1)深层系统的规律以接受作为输入,给予作为输出的直线排列,而转移的规律以接受作为输入,给予作为输出分层次排列的树形结构;(2)深层系统的规律位于词汇之中,不包括可变量,而转移的规律广泛应用可变量;(3)转移的规律具有同时变换不止一个符号的力量,而深层系统却没有。总之,转换的规律比深层系统的规律更有力量。我可以用树形图展示被动的转换生成的效果。

在英语语法中,语言学家已经能够识别一些转换生成现象了。对于系统展示中的这一点,我想仅仅提及一个附加的转换生成——提高。

---

⑧ 注意,转换生成语法本身创造了组分结构,我们不能用深层系统中的派生规律来解释,特别是下面这个子树:

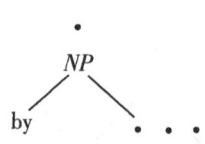

⑨ 不同种类规律的相同点和不同点在自动化理论中都有研究,而且这个领域的结果在语言学界十分重要,无论是评估旧的语言结构模型还是发展新的模型。例如 T. L. Booth 的"相继的机械和自动化理论"(John Wiley & Sons, Inc., 1967)。对于本领域结果的重要性和及其与语言学领域关系的评论,见乔姆斯基和米勒(1959,1963),乔姆斯基(1959a,1959b,1963)。

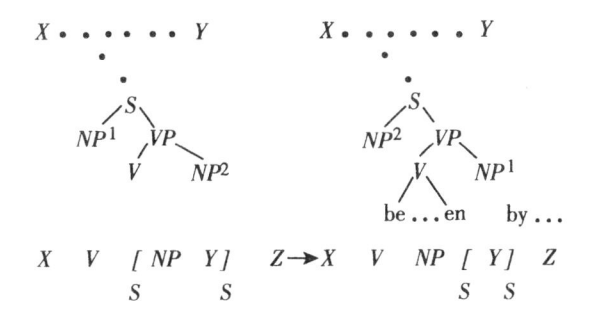

```
       X · · · · · · Y              X · · · · · · Y
              ·                            ·
              S                            S
           / | \                        / | \
         NP¹ VP                       NP² VP
             / \                          / \
            V  NP²                       V  NP¹
                                     be...en  by...

       X   V  [ NP  Y ]    Z → X   V   NP   [ Y ]   Z
       S          S                            S     S
```

就像在一个正式系统中的任意派生一样,派生整体上都有同样的作用:因为派生的规律存在于命题中或规范的排列中(这个案例中是树形结构),它负载了系统的规律。如果对比我们刚才提供的用树形图(4)表示的派生规律,你会发现,除了少量节点受一些小的英语转换生成清除的影响而不同之外,这两个树形图是完全相同的。这如何解释规范的直觉和同义关系呢?首先,我们给大家看深层系统不能解释至少一个英语中规范的句子,即句子(4)。注意,现在深层系统加上转换系统,事实上可以解释那个句子。为了让我们能够解释同义关系问题是如何处理的,我们需要发展一些术语。

完整的模型

转换生成语法理论中,每个句子都有两个分析:一个是组分结构分析,或者说哪些事物是同存的;一个是意义分析,或者说逻辑关系。转换生成语法声称,为了获得本土语言者所具有的那种始终如一的直觉,必须要识别两个明显的标准——深层结构和表层结构。深层结构是分析句子的意义或逻辑关系信息陈述的结构层面,表层结构是组分结构信息陈述的结构层面。表层结构是在被本土语言者使用时,句子的实际形式。深层结构从不直接在语言的使用过程中出现,尽管我们对于这些深层结构中要素之间的关系有始终如一的直觉。依据我们展示的系统来讲,英语的深层结构是一系列深层系统中的命题。转换系统的命题是一系列英语的表层结构。

英语的深层结构——意义或逻辑关系（深层系统中的命题）
英语的表层结构——组分结构关系（转换系统中的命题）

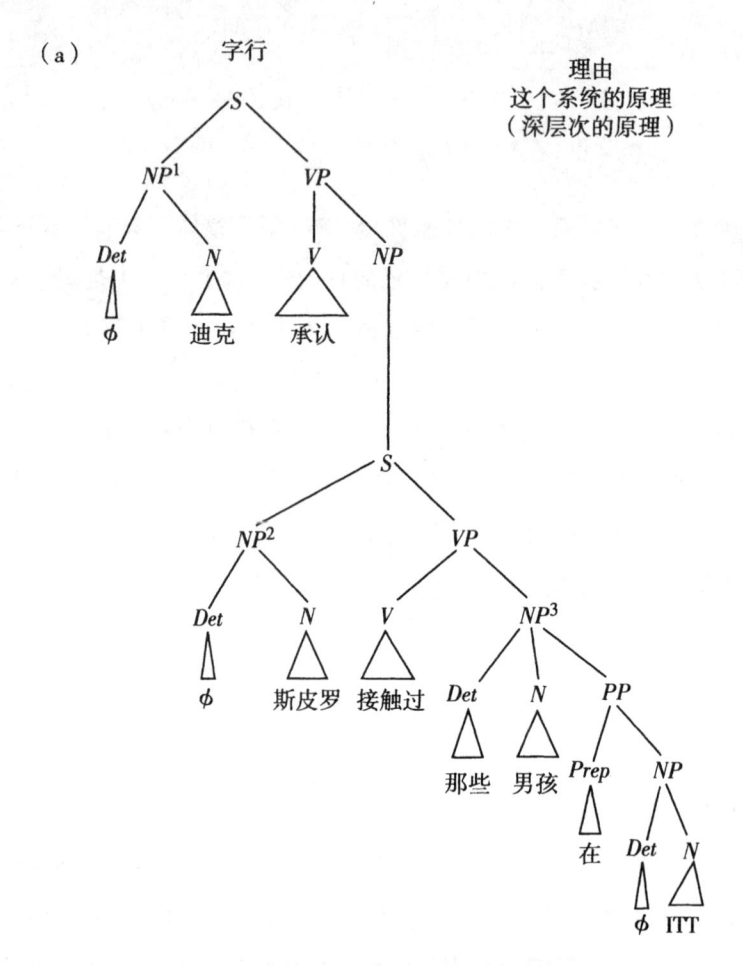

（a） 字行

理由
这个系统的原理
（深层次的原理）

```
              S
            /   \
          NP¹    VP
         /  \   /  \
        Det  N  V   NP
         |   △  △    |
         φ  迪克 承认  |
                     S
                   /   \
                 NP²    VP
                /  \   /  \  \
              Det   N  V   NP³
               |   △  △   /|\
               φ  斯皮罗 接触过 Det N  PP
                              △  △  / \
                             那些 男孩 Prep NP
                                   △   / \
                                   在  Det  N
                                       △   △
                                       φ  ITT
```

根据派生的规则（a）

(b)

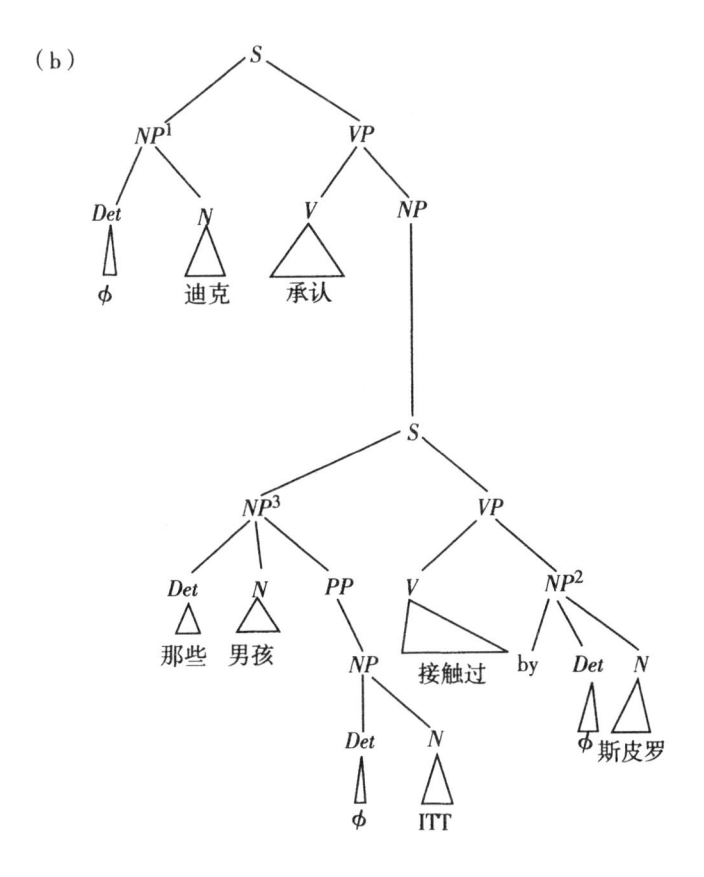

```
              S
          /       \
        NP¹        VP
       /  \       /  \
     Det   N     V    NP
      |    |     |     |
      φ   迪克   承认   
                       |
                       S
                     /   \
                   NP³    VP
                 / | \   /  \
               Det N  PP V    NP²
                |  |  |  |   / | \
               那些 男孩 NP 接触过 by Det N
                      / \           |  |
                    Det  N          φ 斯皮罗
                     |   |
                     φ  ITT
```

根据派生的规则（a）

（c）
字行

理由
根据派生的规则（b）

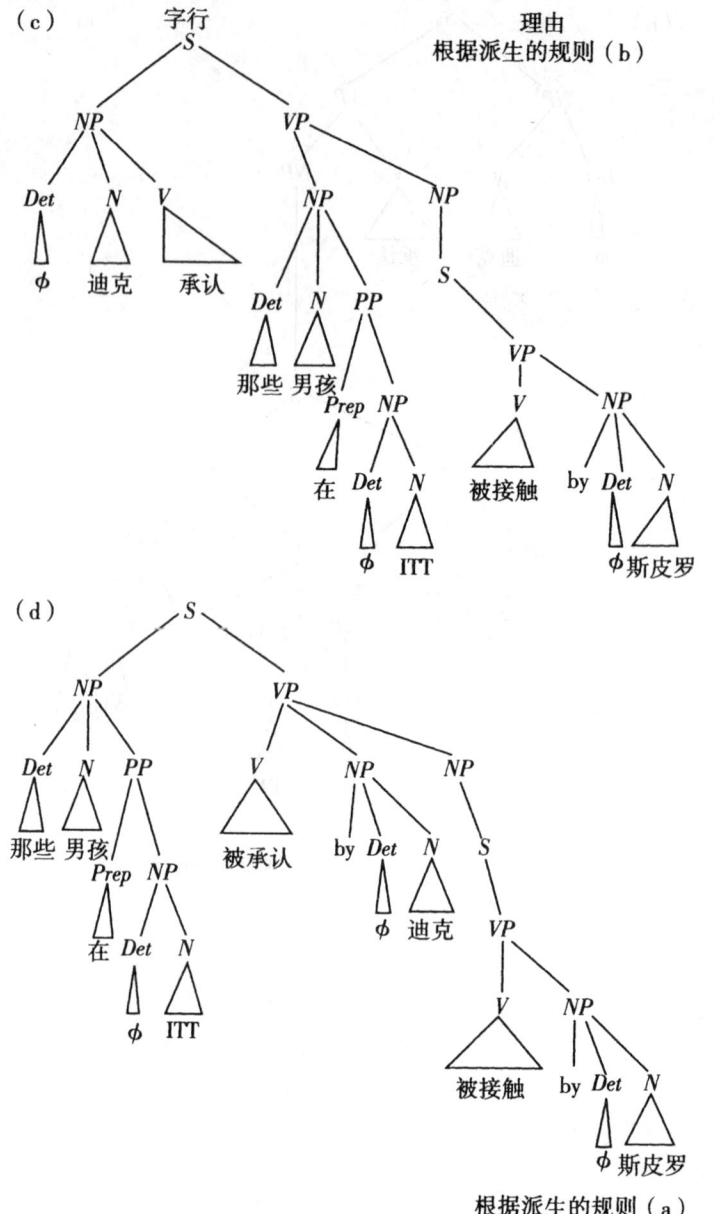

（d）

根据派生的规则（a）

现在，我们来讨论同义关系。如果两个英语的表面结构源于同一个深层结构，它们之间的关系就是同义关系。因为语义关系是建立在深层结构的英语句子之上的，所以在派生到表面结构的过程中变换句子形式的转换生成作用没有改变语义。换言之，一个句子的语义独立于起点的深层结构形式，经过转化生成，映入表面结构之中。我们还可以用另外一种方式来阐述这个结果，转换系统的两个命题有同样的语义（例如，是同义关系）只要它们源于同一个命题。图(10)展示了这个同义关系。

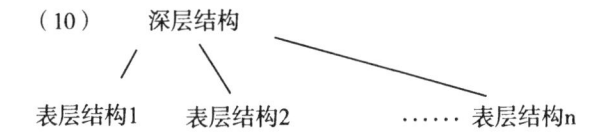

（10） 深层结构

表层结构1　表层结构2　……　表层结构n

所以每个源于同一个深层结构的表面结构和另一个源于这一深层结构的表面结构都是同义的。例如同义句子(2)和(4)：

(2)迪克指认斯皮罗曾接触过在美国国际电话电信公司工作的那些男孩。

(4)在美国国际电话电信公司工作的那些男孩被迪克指认曾和斯皮罗接触过。

转换系统命题中，源于同一原理的还有一些附加的句子。例如：

(11)斯皮罗曾接触过在美国国际电话电信公司工作的那些男孩这件事被迪克指认了。

(12)迪克向某人指认了关于斯皮罗曾接触过在美国国际电话电信公司工作的那些男孩的一些事情。

如果仔细检查句子(11)，你会发现这是同一深层结构派生的结果，包括仅仅一个派生规律(a)的应用，即被动的转换生成。句子(12)更重要。记住，词典包含有关动词信息种类的讨论，特别描绘了动词"指认"作为一个三元谓语的特征。

指认（指认的人，向谁指认，指认的事情）

句子(2)，我们称之为深层系统的命题，对应的参数被省略了。

指认（迪克，＿＿＿，斯皮罗曾接触过在美国国际电话电信公司工作的那

些男孩）

我们可以改正之前的那个简化。事实上的深层系统命题，深层结构隐含的句子(2)、(4)和(11)，是句子(12)的树形结构，其中谓语"指认"的所有参数都展示了出来。这个树形结构如下：

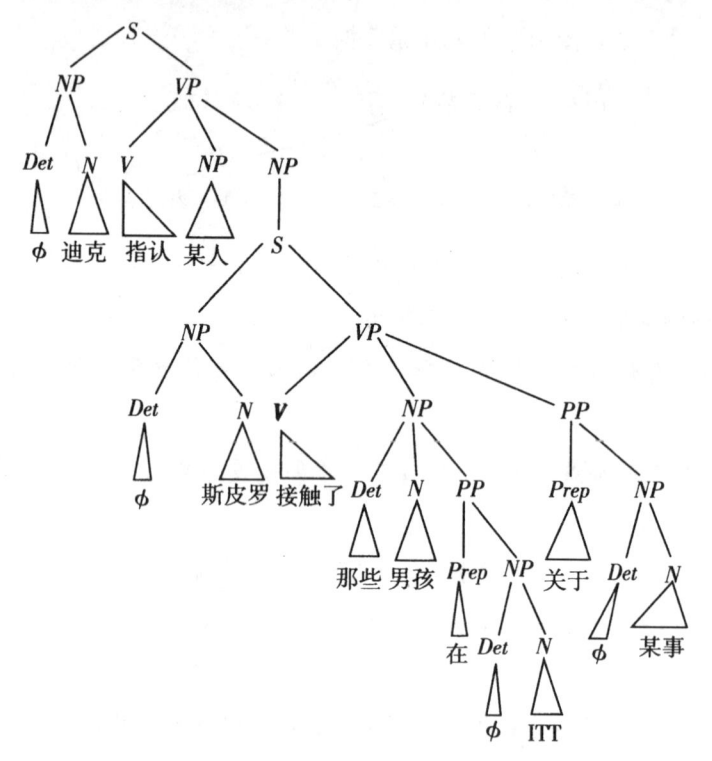

```
                        S
                       / \
                     NP   VP
                    / \   /|\
                  Det  N  V NP  NP
                   △   △ △  △   |
                   φ  迪克 指认 某人 S
                                  / \
                                NP   VP
                               / \   /|\
                             Det  N V  NP      PP
                              △   △ △  /|\    /  \
                              φ 斯皮罗 接触了 Det N PP  Prep  NP
                                          △  △ / \  △    △
                                          那些 男孩 Prep NP 关于 Det N
                                                   △  / \      △  △
                                                   在 Det N     φ 某事
                                                       △  △
                                                       φ ITT
```

因为句子(2)和(12)是同义句，转换系统生成过程一定是源于同一个命题。事实上，表层结构句子(12)和它的深层结构是相同的。⑩ 两个名词词组参数在表层结构(2)中省略。这个事实为我们揭开了一个明显且重要的英语转换生成种类。我们为此所展示的转换生成已经产生了效果，它改变了树形结构中名词词组参数的序列，这些可以称作改变序列的转换生成。这

----

⑩ 这里我们再次简化，如介词短语"在美国国际电话电信公司工作"在更完整的分析中应该识别为自身源于深层结构中一个完整的句子。

种转换生成存在于转换系统中句子(2)的派生,具有从树形结构中移动成分的效果,这些构成了删减转换生成种类。句子(2)派生中包含的具体转换生成称为"未具体说明的名词词组的删减"。它在句子(2)的派生中被运用了两次,来移动"向某人"和"关于某事"这两个成分。这种转换生成的存在让我们能够理解这种派生关系,即原理(12)和(2)之间的派生关系。

到现在为止,我们已经展示了任何一个自然语言系统的恰当的语法都必须具有的关于语言的始终如一的直觉。图(13)或许能帮助你在脑海中形象化整个系统。

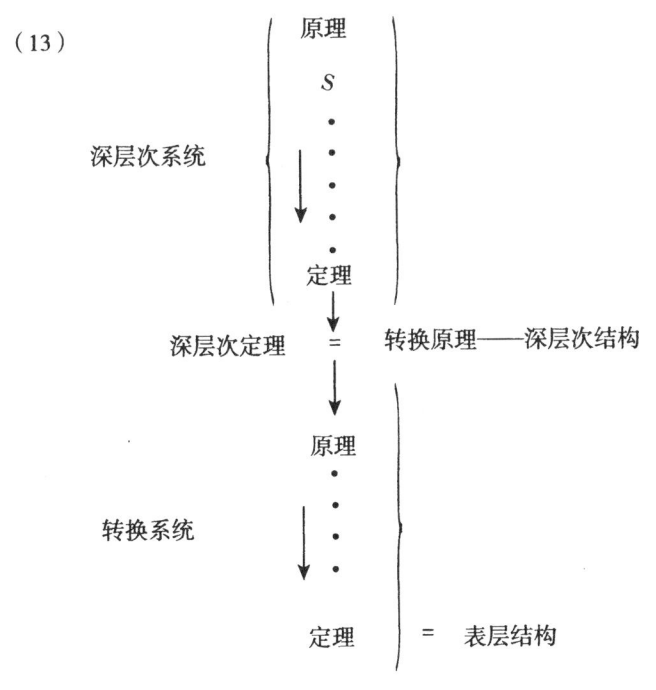

(13)

```
              原理
               S
               ·
深层次系统      ·
               ·
               ↓
              定理
               ↓
深层次定理  =  转换原理——深层次结构
               ↓
              原理
               ·
转换系统       ·
               ·
               ↓
              定理    =  表层结构
```

进一步来讲,逻辑关系语义的表达是在深层结构层面上完成的,而组分结构关系的表达是在表层结构层面上完成的。语言中规范的成员问题句子组是一组转换系统的命题。每个源于同一深层结构的表层结构和源于这一深层结构的其他每个表层结构都是同义关系,这回答了同义关系的直觉。

现在,给大家展示这三种直觉的最后一种——歧义。歧义,是指本土语言者对一个句子的理解有不止一种不同的语义。我们之前展示的句子(14)就是一个歧义句的例子。

(14) Murdering peasants can be dangerous.

   谋杀农民是很危险的,谋杀别人的农民是很危险的。

  我们对于这个句子的直觉是,它能够理解为那些谋杀别人的农民是很危险的,也可以理解为谋杀农民的行为是很危险的。如果我们把这两个不同的语义用符号 A 和 B 来表示,那么如何用这里已经详述过的转换生成语法系统来解释歧义的内在功能呢?答案很简单:思考同义关系的案例。同义关系的案例是同一深层结构以多种表层结构展现。歧义和同义关系是相反的,也就是说,不同的深层结构以同一种表层结构展现。换句话说,如果源于不止一个不同的深层结构,这个表层结构就是有歧义的。如果有两个这样的词源,那么这个表层结构有两种歧义,因为它的词源和两个不同的深层结构相关。如果有 n 种这样的词源,那么这个表层结构有 n 种歧义。图(15)或许能帮助你看清转换生成术语中的歧义关系:

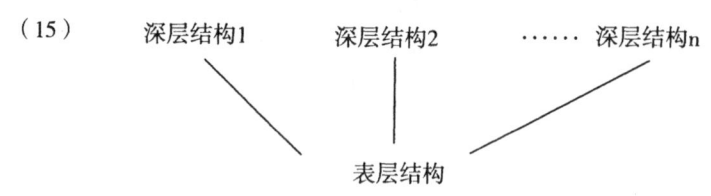

  (15) 深层结构1 深层结构2 …… 深层结构n

           表层结构

  这本书想要展示的系统功能语法理论的概述,以转换生成术语中的最后一个特征歧义关系结束。

  转换生成语法是语言学研究领域的一部分,我们把语言学模型作为疗法的后设模型的一个引用点。此时此刻,在转换生成语法领域的发展中,至少有两组研究人员认为,本组和另一组有与众不同的、有竞争力的模型能够在语言学界占据优势地位。这两组人员把他们的模型称为"扩展标准理论"(Extended Standard Theory)和"语义生成模型"(Generative Semantics Models)。我们从转换生成语法中选取的概念和过程是两个理论共有的。换句话说,两组研究人员都认可这些在他们的理论模型中形式上相等的概念和过程。模型有用很大一部分的原因是，它不属于正规的等值，特别是对语言产生不同意象的直觉这一概念和过程的名称。他们建议通过心理机制，如假设前提、蕴含、引起推理以及表达不同见解和态度的句法。我们这里选用的大多数名称来自"扩展标准理论"。以做语言学分析的同时认知语言为目的，或者以普遍的精确性为目的时，我们选用"语义生成模型"。以在疗法中描述我们的经历、教导人们训练自己成为治疗师为目的时，我们发现"扩展标准理论"中的术语更有用，因此我们在这本书中选择了它。词汇表部分，我们给出了对我们来说比较重要的"语义生成模型"中的等值术语。我们有一种直觉，"语义生成模型"将会是逻辑语义关系领域最有用的模型。语言学家 George Lakoff、Lauri Kartunnen、Georgia Green、Jerry Morgan、Larry Horne、Paul Postal、Haj Ross、Mass–aki Yamanashi、Dave Dowty 等，逻辑学家 Hans Herzberger、Bas van Fraasen、Saul Kripke 等，人工智能专家 Roger Schank、Terry Winograd 等，他们已经在此领域获得了一些喜人的成果。这些概念在疗法上对我们双方经历的表达和交流都很有用。

附录 B

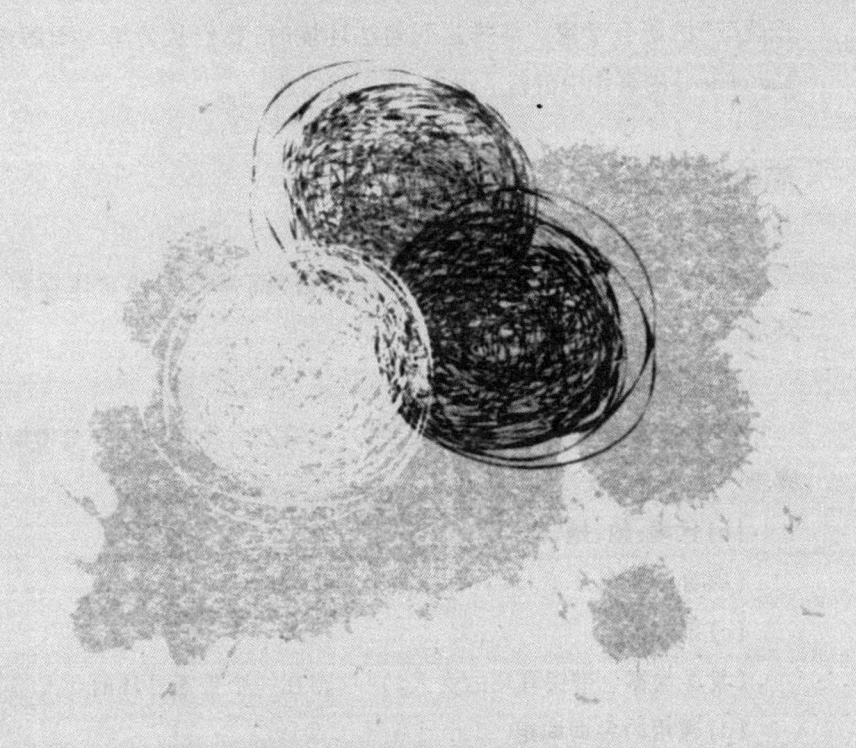

识别英语自然语言假设句法的情境

我们提供这个附录资料的目的是,指出自然语言假设现象的范围和复杂性。另外,列举出一些更加常见、有假设出现的句法环境,我们以这种方式给那些在识别假设方面对锻炼自己直觉敏锐性有兴趣的学生提供练习机会。列出的句法环境不是全面而详尽的,我们不会试图提供任何不同的语言学家、逻辑学家、语义学家或者哲学家的理论来解释假设。我们的目标是实事求是。

目前,假设是一些语言学家研究的主要焦点,特别是那些推崇"语义生成模型"的语言学家。编排这列句法环境时,我们从劳里·卡图南(Lauri Kartunnen)的著作中借鉴了很多(见文献综述)。

简单的假设

这些是为了使句子有意义(无论对错)而需要一些实体存在的句法环境。

(a)合适的名称
(乔治·史密斯早就离开了宴会。)→(存在一个叫乔治·史密斯的人。)
哪里→意味着假设

(b)代词:他、她、他们
(我看见他离开了。)→(存在某个男性[如,他]。)

(c)描述语
(我喜欢那个带银耳环的女人。)→(存在一个带银耳环的女人。)

(d)通用的名词词组
名词参数代表整个种类。

(如果袋熊没有树爬,它们会很伤心。)→(存在袋熊。)

(e)一些数量词:全部、每一个、每个、一些、很多、少量、没有一个

(如果龙出现了,我会离开。)→(存在龙。)

复杂的假设

这种案例中,有不止一个简单的成分存在假设。

(a)关系从句

复杂的名词参数,名词后面跟着一个以"谁"(who)、"哪个"(which)、或者"那个"(that)开头的词组。

(曾跟你说过话的那些女的离开了店铺。)→(有一些女的跟你说话。)

(b)时间从属句

这类从句以下列线索词为判断标志:之前、之后、之中、在……时、从……时、先于、当……时、与此同时,等等。

(当我停在法官家门外的时候,如果她在家,那么她就没有应答。)→(我停在法官家门外。)

(c)分裂句

这类句子以"正是"(It is/was)加名词参数开头

(正是额外的压力造成了窗户的破碎。)→(某个东西打碎了玻璃。)

(d)随机分裂句

以下列形式识别,"什么"(What)[句子]"是"(is)[句子]

(莎伦希望做的是被大家喜欢。)→(莎伦希望做某事。)

(e)重读句子

声音的重读。

(如果玛格丽特对"警察"说了,我们就完蛋了。)→(玛格丽特对某人说了。)

(f)复杂形容词:新的、旧的、以前的、现在的、之前的

（如果福拉多戴他的新戒指,我就会吃惊。）→(福拉多有一个旧戒指。)

（g）序数词:第一、第二、第三、第四、另一个

（如果你能在这封信中找到第三个线索,我就给你做一个馅饼。）→(已经找到两个线索了。)

（h）比较级:更……（-er,more,less）

（如果你比苏知道的马球运动员还多,一定要告诉我他们是谁。）→(苏知道[至少]一个马球运动员。)

（如果你知道比苏更好的马球运动员,一定要告诉我他们是谁。）→(苏是一个马球运动员。)

（i）比较级形式:和……一样……（As,As x as）

（如果她女儿和她的丈夫一样有趣,我们都会很高兴。）→(她丈夫很有趣。)

（j）重复的线索词:也、或者、又一次（Too,also,either,again,back）

（如果她再一次告诉我,我就要亲吻她。）→(她之前告诉过我。)

（k）重复的动词和副词

动词和副词以 re-开头,如重复地（repeatedly）、返回（return）、重建（restore）、重述（retell）、代替（replace）、重新开始（renew）。

（如果他在我离开之前返回,我想和他谈谈。）→(他之前在这里。)

（l）限定词:只有、甚至、除了、仅仅

（只有艾米看到了银行抢劫者。）→(艾米看到了银行抢劫者。)

（m）地点转换动词:来、去、离开、到达、离去、进入

（如果萨姆离开了家,他就迷路了。）→(萨姆曾经在家。)

（n）时间转换动词和副词:开始、结束、停止、开始、继续、进行、已经、还没、仍然、（不）再

（我打赌哈利会继续微笑。）→(哈利已经微笑了。)

（o）状态转变动词:变化、改变、变成、成为

（p）叙述性动词和形容词:奇特的、意识到、知道、理解、后悔

(她半夜给玛克辛打电话是很奇怪的。)→(她半夜给玛克辛打电话了。)

(q)评论性的形容词和副词:幸运的、幸运地、很有意思、吸引人的、天真地、幸福地、有必要地……

(你能理解你家狗的感觉,这真有意思。)→(你能理解你家狗的感觉。)

(r)反事实的条件从句

虚拟语气动词。

(如果你听我和你爸爸的话,你不会有现在这么好的地位。)→(你没有听我和你爸爸的话。)

(s)和期望相反:将会、有可能(should)

(如果你[偶然]决定和我谈话,我会在市区商场闲逛。)→(我不期望你和我谈话。)

(t)选择限制

(如果我的教授怀孕了,我会很失望的。)→(我的教授是个女的。)

(u)疑问句

(谁吃了这些录音带?)→(某人吃了这些录音带。)

(我想知道谁吃了这些录音带。)→(某人吃了这些录音带。)

(v)否定疑问句

(你难道不想和我谈谈吗?)→(我认为你想和我谈谈。)

(w)反问句

(谁在乎你是否出现?)→(没人在乎你是否出现。)

(x)谬误否定

(我想知道你是不是没有一点不公正。)→(我认为你不公正。)

参考文献

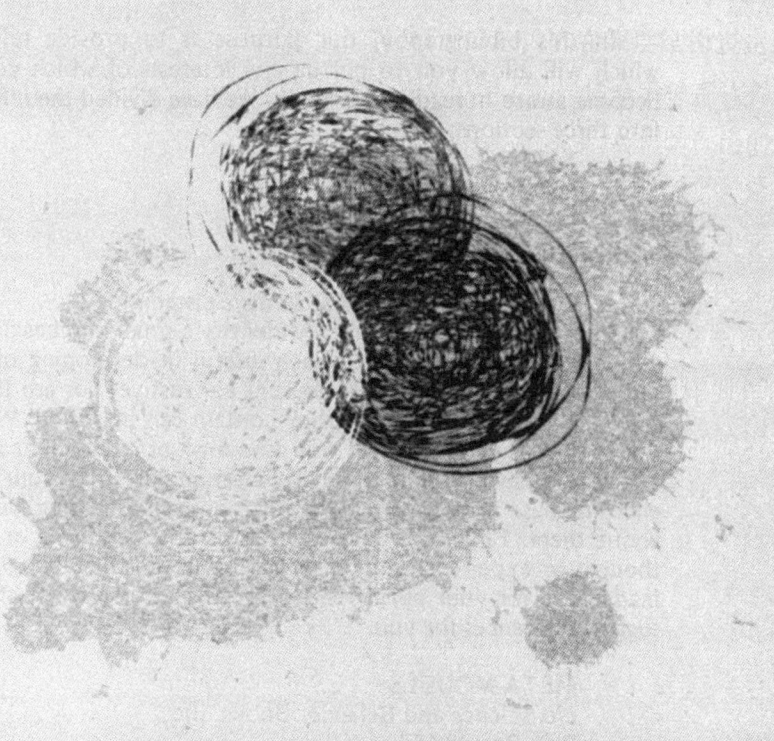

In this bibliography, our purpose is to provide references which will allow you to pursue any interests of which you have become aware in reading our book. We have divided the references into three sections:
Section I.
Transformational Grammar
Section II.
Therapy
Section III.
Modeling/Formal Systems/Epistemology

In each of these sections, we identify a small number of works which we have found particularly useful in developing our own models. The references given are not exhaustive, nor are they the only places where the ideas they contain can be found. We hope you enjoy your reading. If you know of other reference works which you have found particularly clear and useful in your experience in these areas, we would each appreciate hearing from you about them. Finally, if you wish to pursue some idea or line of thought or experience set off by our book and the bibliography is inadequate for your purposes, write to us and we will each try to suggest references for you.

META-MODELS
c/o Science and Behavior Books, Inc.
P.O. Box 11457
Palo Alto, CA 94306

I. Transformational Grammar
A. Basic References
Bach, E. *Syntactic Theory.* New York: Holt, Rinehart and Winston, Inc., 1974. A carefully presented overview of syntax as done by transformationalists.

Chomsky, N. *Syntactic Structures.* The Hague: Mouton, 1957. The book which established the transformational model in linguistics; the style Chomsky uses is difficult for many readers. The portions of the book most connected with the Meta-model are the Preface; Chapters 2, 3, 5, 6, 8; and the Summary.

Chomsky, N. *Aspects of the Theory of Syntax.* Cambridge, Mass.: MIT Press, 1965. This is one of the most accessible descriptions of the linguistic model from which we have borrowed heavily. Again, some readers find the author's style difficult. We especially recommend Chapters 1 and 2.

Chomsky, N. *Language and Mind.* New York: Harcourt Brace Jovanovich, Inc., 1968. Four lectures which Chomsky gave as a visiting professor at Berkeley; less technical than his other two works we list.

Grinder, J., and Elgin, S. *A Guide to Transformational Grammar.* New York: Holt, Rinehart and Winston, 1973. A very comprehensive overview of the entire field of transformational grammar; includes summaries of, and commentaries on, Chomsky's *Syntactic Structures* and *Aspects.* See especially Chapters 1, 2, 4, 5, 6, 7, 8, 10, and 13.

Jacobs, R., and Rosenbaum, P. *English Transformational Grammar.* Waltham, Mass.: Ginn/Blaisdell, 1968. A very readable work as an introduction to the field; not particularly comprehensive.

Langacker, R. *Language and Its Structure.* New York: Harcourt Brace Jovanovich, Inc., 1967. A readable introduction which treats language both by the transformational model and more generally.

Lyons, J. *Introduction to Theoretical Linguistics.* Cambridge, England: Cambridge University Press. A scholarly work which presents an overview of language in general; includes a section on the transformational model.

B. Other Useful Transformational Work
Bever, T. G. "The Cognitive Basis of Linguistic Structure."

In J. Hayes (ed.), *Cognition and the Developments of Language*. New York: John Wiley and Sons, 1970. An excellent account of how language as a representational system might be connected to general modeling abilities of human beings — especially the way that children develop these abilities.

Fillmore, C. "The Case for Case." In E. Bach and R. Harms (eds.), *Universals in Linguistic Theory*. New York: Holt, Rinehart and Winston, 1968. A readable account of a somewhat different version of the transformational model — useful suggestions about what a complete representation of reference structure might be.

Greene, G. "How to Get People to Do Things With Words." In *Papers from the 8th Regional Meeting of the Chicago Linguistic Society*. Chicago, Ill.: University of Chicago, 1970. An excellent example of the Generative Semantics approach which we feel will contribute much to an enlarged Meta-model for therapy.

Grinder, J. *On Deletion Phenomena in English*. The Hague: Mouton, 1974. Very technical; useful for discussion of different types of deletion. See Chapters 1, 2, and 3.

Gruber, J. "Studies in Lexical Relations." Unpublished doctoral dissertation, MIT, 1965. Excellent suggestion for a complete representation of reference structures.

Horn, L. "A Presuppositional Analysis of *Only* and *Even*." In *Papers from the 5th Regional Meeting of the Chicago Linguistic Society*. Chicago, Ill.: University of Chicago, 1969. Another fine example of the Generative Semantics type of research which we feel will contribute to an enlarged Meta-model for therapy.

Kartunnen, L. "Remarks on Presuppositions." At the Texas Conference on Performances, Conversational Implicature and Presuppositions, mimeograph, March 1973. Kartunnen has a series of incisive papers on presuppositional phenomena in English. We suggest you write to him directly at the University of Texas for copies.

Katz, J. *Semantic Theory*. New York: Harper and Row, 1972. A most up-to-date account of the kind of semantic theory most compatible with non-Generative Semantics transformational grammar.

Lakoff, G. *Linguistics and Natural Logic*. Ann Arbor, Mich.: University of Michigan, 1970. A valuable compendium of some of the more recent work in Generative Semantics by its most prolific spokesperson. G. Lakoff is presently at the University of California, Berkeley.

McCawley, J. "Lexical Insertion in a Transformational Grammar." In *Papers from the 4th Regional Meeting of the Chicago Linguistic Society.* Chicago, Ill.: University of Chicago, 1968. One of the initial articles establishing Generative Semantics; good suggestions about the representation of reference structures.

Postal, P. "On the Derivation of Pseudo-Adjectives." Paper delivered to the 44th Annual Meeting of the LSA, 1969.

Postal, P. "On the Surface Verb *Remind*." In *Linguistic Inquiry, 1;* 1:37-120. Postal's work is highly theoretical; the first reference has excellent examples of the patterns of derivation as Deep Structure Predicates are mapped into Surface Structure Adjectives. The second reference is very useful in making suggestions about the representation of reference structures.

Ross, J. R. "On Declarative Sentences." In R. Jacobs and P. Rosenbaum, *Readings in English Transformational Grammar.* Waltham, Mass.: Ginn/Blaisdell, 1970. This is the linguistic basis for the section in Chapter 4 called *The Last Performative* and an excellent example of linguistic analysis.

Sapir, E. *The Selected Writing of Edward Sapir.* D. Mandelbaum (ed.). University of California Press, Berkeley, 1963. One of the classical linguists who had a fine sensitivity for modeling.

Searle, J. *Speech Acts.* Cambridge, England: Cambridge University Press, 1969. A modern work in pragmatics with the transformational model as a basis. Readable.

Whorf, B. "Grammatical Categories." In J. E. Carroll (ed.), *Language, Thought and Reality.* New York: John Wiley and Sons, 1956. Another classical linguist who addressed the issue of the way language shapes perception.

II. Therapy

Jackson, D. D. *Communication, Family and Marriage.* Palo Alto: Science and Behavior Books, 1968. An excellent anthology containing the papers of the MRI/Bateson research group.

Jackson, D. D. *Therapy, Communication and Change.* Palo

Alto: Science and Behavior Books, 1968. An excellent anthology containing the papers of the MRI/Bateson research group.

Haley, J. *Advanced Techniques of Hypnosis and Therapy: Selected Papers of Milton H. Erickson, M.D.* New York: Grune and Stratton, 1967. An incredible collection of papers describing the powerful techniques of Milton Erickson.

Haley, J. *Uncommon Therapy.* New York: Grune and Stratton, 1968. A valuable statement of Erickson's powerful work with an interesting commentary by Jay Haley.

Perls, F. *The Gestalt Approach: Eyewitness to Therapy.* Palo Alto: Science and Behavior Books, 1973. A clear presentation of Gestalt therapy theoretical foundations.

Polster, I. and M. *Gestalt Therapy Integrated.* New York: Bruner/Mazel, 1973. A useful presentation of some of the techniques of Gestalt therapy.

Satir, V. *Conjoint Family Therapy.* Palo Alto: Science and Behavior Books, 1964. A basic and most useful text on family therapy.

Satir, V. *Peoplemaking.* Palo Alto: Science and Behavior Books, 1972. An excellent and highly readable introduction to communications and therapy.

Watzlawick, P.; Beavin, J.; and Jackson, D. *Pragmatics of Human Communications.* New York: W. Norton, 1967. A highly readable presentation of Bateson's ideas (e.g., meta-communication).

Watzlawick, P.; Weakland, J.; and Fisch, R. *Change.* New York: W. Norton, 1974. An interesting attempt to integrate mathematical models with patterns of human change.

III. Modeling/Formal Systems/Epistemology

Ashby, W. R. *An Introduction to Cybernetics.* Chapman and Hall, Ltd., and University Paperbacks, 1956. An excellent introduction to modelings and representational systems; requires some mathematical background; worth working through carefully.

Bateson, G. *Steps to an Ecology of Mind.* New York: Ballantine Books, 1972. We recommend this book highly; it is a collection of Bateson's work. Very entertaining; simultaneously irrelevant and profound.

Boyd, D. *Introduction to Systems Analysis*, (in press) 1975. A highly readable, clear presentation of modeling; emphasizes process.

Carnap, R. *The Logical Syntax of Language*. Totowa, New Jersey: Littlefield, Adams and Company, 1959. A formal, sophisticated approach to linguistic analysis. A highly technical piece of work; difficult to read.

Copi, I. *Introduction to Logic.* New York: Macmillan, 1961. An excellent introductory text to logical systems.

Herzberger, H. "The Logical Consistency of Language." *Harvard Educational Review, 35*:469-480; 1965. An example of a clear philosophical analysis of one of the formal properties of the human representational system of language.

Hume, D. *Enquiry Concerning Human Understanding*. Oxford, England: Oxford University Press. A classical essay on epistemology, the process of human modeling.

Korzybski, A. *Science and Sanity.* Lakeville, Connecticut: The International Non-Aristotelian Library Publishing Company, 4th Edition, 1933. The basic reference work for general semantics. Korzybski understood and discussed clearly the map/territory, intentional/extensional distinctions, ... in human modeling. Read the Prefaces, Part I, and Part II.

Miller, G. A.; Galanter, E.; and Pribram, K. *Plans and the Structure of Behavior.* New York: Holt, Rinehart and Winston, Inc., 1960. One of the clearest presentations of a theoretical basis for human behavior; suggestions for a representational system for reference structures; easy and enjoyable reading.

Newell, A.; and Simon, H. A. *Human Problem Solving.* Englewood Cliffs, New Jersey: Prentice-Hall, 1971 An exciting excursion into the neurological basis for human modeling. A clear presentation

Russell, B. *Introduction to Mathematical Philosophy.* London, England: George Allen and Unwin, Ltd., 2nd Edition, 1921. A readable, clear presentation of some of the more important concepts of modern logic, including theory of logical types.

Schank, R.; and Colby, K. *Computer Models of Thought and Language.* San Francisco: W. H. Freeman and Company 1973. A good, representative collection of

modeling as done in computer simulations.
Tarski, A. *Introduction to Logic.* New York: Oxford University Press, 1941. An excellent introduction to logical systems, a very readable style, no background required.
Vaihinger, H. *The Philosophy of "As If."* London, England: Routledge, Kegan and Paul, Ltd., 1924. An excellent source for discussions of human modeling. F. Perls claimed Vaihinger supplied the philosophical foundations for his Gestalt therapy.
Watzlawick, P.; Beavin, J.; and Jackson, D. *Pragmatics of Human Communication.* New York: W. W. Norton and Company, 1967. A very readable, clear presentation of some of the basic ideas of communication with connections to systems analysis.